高血脂调养三部曲
饮食+运动+用药

卢晟晔 著
北京大学人民医院内科医生

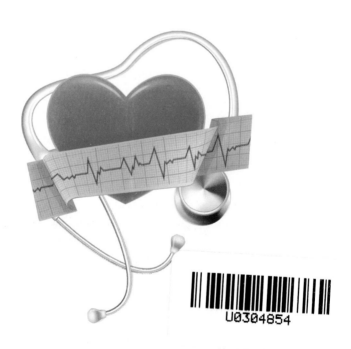

U0304854

天津出版传媒集团
天津科学技术出版社

图书在版编目（ＣＩＰ）数据

高血脂调养三部曲：饮食+运动+用药 / 卢晟晔著. --
天津：天津科学技术出版社，2016.9
　ISBN 978-7-5576-1776-9

Ⅰ．①高… Ⅱ．①卢… Ⅲ．①高血脂病－食物疗法
②高血脂病－运动疗法③高血脂病－中药疗法　Ⅳ．①R247.1
②R589.205③R243

中国版本图书馆CIP数据核字(2016)第224427号

责任编辑：张建锋

天津出版传媒集团

 天津科学技术出版社出版

出版人：蔡　颢
天津市西康路 35 号　邮编 300051
电话：（022）23332695
网址：www.tjkjcbs.com.cn
新华书店经销
北京鹏润伟业印刷有限公司印刷

开本 710×1000　1/16　印张 15　字数 232 000
2016年10月第1版第1次印刷
定价：32.80 元

Preface 前言

　　高脂血症是现代病的常见症，血脂已经成为人们非常关心的体检项目。每每体检报告出来，大部分人都会先看一下自己胆固醇、三酰甘油等几项指标，然后对理想范围之内的数值心存释然。但是，你真的了解血脂吗？数据没有超标就意味着你的血脂是完全正常的吗？这恐怕要多打几个问号了。

　　高脂血症是一种比较隐性的发展疾病，在最初的时候，它表现得非常平静，让你几乎看不出自身的变化。但是，当胆固醇、三酰甘油以及低密度脂蛋白胆固醇、高密度脂蛋白胆固醇甚至是载脂蛋白等项在某个点进行交叉后，血脂异常也就随之显现了。正因为如此，太多人因为没有症状而放纵了它的发展，又有太多人在发现之后已经变得很严重。可见，早发现血脂的异常对于高脂血症形成有着非常好的提防作用。

　　说起高脂血症，它很大程度上还是一类过度进食高脂肪食物以及运动量不充足所引起的疾病。只不过，蚁穴不防，大堤遭殃，如果真的等到高脂血症形成，那涉及的身体疾病可就多了。因为随着血脂波动、病情加重以及身体机制等原因，很容易并发动脉粥样硬化、冠心病、糖尿病、高血压、脂肪肝等疾病。因此，对于高脂血症，尽早干预才是最积极的做法，而良好的生活习惯则是干预的最有效手段。日常生活中，我们应该正确面对血脂问题，及时、坚决地调整生活，从而杜绝血脂异常的发生。

　　本书正是从高脂血症的外因、内因等不同方面，对它展开细致的剖析，让大家在了解高脂血症病症的同时，能够意识到它带来的危害，可以有效地进行自我保护。不仅如此，本书将高脂血症的不同类型及不同调理方式都进行了全面的介绍。可以说，由饮食到运动，从西医到中医，药物、食疗、穴位、运动等种种凡是有利于高脂血症调理的手段，本书都做了很详细的解析。这为高脂血症患者的自我调理提供了很大的帮助。希望大家可以通过本书，以正确的态度来认识高脂血症，用有效的方法来预防和改善高脂血症。

Contents 目录

 第一章　了解高脂血症，认清"无形杀手"的真面目

第二章 控制饮食，降脂才能更顺利

第三章　合理运动，降脂才会更轻松

按摩疗法，从内而外调节血脂

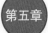 **养成良好生活习惯，降脂从点滴做起**

高脂血症并发症调养方案

第一章
了解高脂血症，
认清"无形杀手"的真面目

高脂血症是一种常见的疾病，它虽然不会外在表现为某些不适，但却给人体心脑血管系统的健康带来极大的威胁。为此，很多人开始忌口、戒肉戒油、吃素减肥。但这些方法并不是真正远离高脂血症的有效方法，很多常年吃素的人群，也同样被高脂血症困扰。所以，我们只有对高脂血症这个"无形杀手"进行充分的了解，彻底认清它的真实面目，才能做到轻松控制血脂，防患于未然。

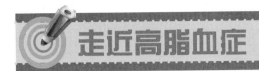

走近高脂血症

食物，是生命赖以生存的基础。但是，当我们食用高脂、高油、高热量等食物过多时，就会产生由高脂血症带来的健康隐患。高脂血症对我们的身体究竟有什么影响，又会产生什么后果？这是值得每一个人去了解并关注的重要问题。

● 难缠的血脂：高有高的危害，低有低的麻烦

血脂是人体血液中所含脂质成分的总称，包括人体血浆内的胆固醇以及三酰甘油、磷脂、游离脂肪酸等，其中，胆固醇和三酰甘油是主要成分。一般情况下，血脂在人体中通常表现为平衡状态；但是，当人体饮食及生活方式发生不良变化时，血脂也会随之发生变化。此时，人体血液内的总胆固醇、三酰甘油以及低密度脂蛋白、高密度脂蛋白几项指标会增高。这就告诉我们：高脂血症产生了。其实，高脂血症很好理解，它就是人们体内血脂发生异常之后，血液中的脂肪消耗产生障碍，从而在血管壁上沉积，最终引起心脑血管硬化，影响心脑血管的正常功能。

不过，血脂并不只有增高这一单一异常性，还会有偏低的情况发生。比如营养不良，有人为了减肥而过分节食等，这时，人体内的血脂水平偏低，于是出现生命活动力的不正常表现。由此可见，一个人的血脂过高或者过低，都不是健康的标准。当然，血脂高低不同所带来的危害也各不相同，下面，我们就分别来看一下高低不同的血脂所涉及的健康问题。

血脂过高当心冠心病

大家都知道，血脂高容易得冠心病。这是因为人体血脂过高会妨碍血管输送血液的正常功能，它会使得血流量变小，血管腔逐渐变窄。而我们的心脏是靠血管来输送血液并产生功能的，当血管腔变窄，心肌注血量自然就会减少。这样就产生了心肌的缺血症状，最终引发心绞痛。如果久拖不治，无法对高脂血症症状进行改善，就会形成冠心病。

高脂血症让肝功能受损

高脂血症和脂肪肝看起来是不相干的两个疾病，可它们的主要"敌人"都是脂肪。当血液内的脂肪量过多时，人们会患高脂血症，而脂肪也会因此堆积在肝脏，形成脂肪肝。在我国，脂肪肝人群众多，它最大的危害是损害肝功能，最终发展为肝硬化。有 20% ~ 30% 的脂肪肝人群，在短短 2 年的时间里就进入肝硬化的行列，从而造成不可逆的健康威胁。而这一症状正在不断年轻化，甚至有才十多岁的孩子都被诊断为脂肪肝。

血管硬化源于高脂血症

我们常听到一个词，叫"动脉粥样硬化"。其实，它就是人体血浆中的脂肪含量过高，从而在血管中进行沉积，影响了血液的正常流通。那些脂肪沉积在人的血管壁上，不断增多增厚，再经过长期的氧化作用之后，变成对动脉血管有害的物质，促使原本柔韧的血管产生硬化。这时，我们的血管就变得没有弹性，而且带有脆裂现象，容易引发血管破裂等问题。

高脂血症引发的高血压

血脂偏高既然会导致血管的硬化，那么自然也会引起血液流量的变化，于是就造成了心肌功能的失调。这是因为人体血管内的紧张素转换酶得不到抑制，被大量地激活，令血管动脉产生痉挛。这样就引起人体肾上腺的升压素不断分泌，直接超出人体所能承受的范围，于是，高血压产生了。高血压对于人体的危害，相信每个人都有所了解，因此，想要控制高血压，首先就要从血脂上来进行控制。

低血脂引发的脑出血

人们都认为高脂血症不好，所以拼命地想要降低血脂。可是大家有所不知，过低的血脂同样会给你带来健康隐患。医学研究发现，当人体血脂长期偏低时，其脑出血的发生率远比高脂血症患者要高得多。因为低血脂人群一般脾气比较暴躁，这就使得他们血压突然升高的概率大大增加。所以，低血脂的人比高脂血症的人更容易出现脑出血现象。

无力、头晕皆因低血脂

低血脂在一般情况下不会有特别的表现，但会让人感觉没有力气，而且会发生头晕现象，这就是大家常说的营养不良。这时，人体血液的正常功能得不到完善，其他器官的功能同样受到影响，于是出现身体不适。血脂过低的危害也很大，特别是老年人群，随着年龄的增长，血脂的高度应该相应上调，而不是一味追求低血脂。

● 了解高脂血症的种类，才能对症下药

随着高脂血症人群的不断增长，人们对这种病也见怪不怪了，甚至称其为"富贵病"，认为高脂血症只要会控制就可以，不用过分担忧。这没有什么错，但所谓"知己知彼，百战不殆"，我们只有真正了解了高脂血症，才能真正做到有恃无恐。就拿它的类型来说吧，你知道自己的高脂血症是哪种类型吗？如果把握不对，则吃再多药也是无用的。

其实，高脂血症和很多疾病一样，大致可分为两个类型：一是原发性，二是继发性。一般来说，原发性的高脂血症比较少见，这带有遗传性质；通常的高脂血症都是继发性的，它可以由很多其他疾病引起；所以我们常见的高脂血症都是第二种类型的。但是，高脂血症又是根据血清中的胆固醇、三酰甘油以及高密度脂蛋白的指标高低来衡量的，这样它又可以依照几种不同的血液指标来定义其种类。因此，高脂血症可以分为：高胆固醇血症、高三酰甘油血症、低高密度脂蛋白血症以及混合性高脂血症四种。大家只有分清了自己所患高脂血症是属于哪一种，才能有针对性地改善高脂血症症状，否则，很有可能适得其反。那么，这四种类型的高脂血症如何来界定呢？说起来很简单：只要看不同的验血指标即可。

高胆固醇血症

这类的高脂血症患者在验血时，验血单上会显示血清总胆固醇含量超过 5.72 毫摩尔 / 升，但三酰甘油等项都正常。得了高胆固醇血症的患者有一个很大的特点，那就是家族成员中往往都有高胆固醇血症，也就是说，这个类型的高脂血症具有遗传的因素，大约为 0.2%。高胆固醇血症人群往往喜欢吃肉、动物内脏以及高油食物，平时不爱运动，身体较肥胖。所以，这就给他们的身体健康带来了隐患，会过早地引

发冠心病。

高三酰甘油血症

此种高脂血症类型是以三酰甘油中的乳糜微粒和前 β–脂蛋白含量来衡量的，一般由专业的医生来确诊。这类患者血液内三酰甘油的含量比胆固醇含量要高，有82%的患者会得心肌梗死，是比较严重的一种高脂血症。造成这类高脂血症的原因很多，比如肥胖、贫血、饮酒、糖尿病等，有些人长期处于饥饿状态，通过高脂饮食来保持热量，也会引起高三酰甘油血症。在患者身体的皮肤发现明显表象：背部、胸部以及四肢会出现黄色丘疹，高出皮肤表面，但不会高出太多，通常为1~3毫米。还有一部分人群会不断呕吐、恶心，甚至引发胰腺炎，这是由乳糜血症引起的，有经验的医生会辨别它与胰腺炎之间的不同。

低高密度脂蛋白血症

这一类型的高脂血症是由长期摄入高脂肪、高胆固醇食物引起的。它主要表现为动脉粥样硬化，血管壁上有斑块，血液循环受抑制。如果在这个时候胆固醇升高，引发冠心病的概率就会增大。因此，低高密度脂蛋白血症在饮食上需要更加注意，高胆固醇、高脂肪的食物应该尽量减少食用；要加强药物的正确治疗；同时，还要配合运动治疗，只有这样，才能很好地控制高脂血症的危害。

混合型高脂血症

混合型高脂血症是比较常见的类型，而且60岁以下的冠心病患者多为此种类型。混合型高脂血症患者表现为血清胆固醇和三酰甘油含量异常，这一类型的高脂血症相比高三酰甘油血症引发冠心病的概率还要高一些，40岁以上的人群会造成不明原因的缺血性脑卒中。所以，积极地预防以及保持良好的生活、饮食习惯，使血脂保持正常，是对混合型高脂血症最好的防范。

● 出现这些症状，可能是高脂血症找上门

根据我们日常的经验可以得知，一个人不舒服，通常就是身体的求救信号，高脂血症也是如此。虽然它在轻度时不会有什么特别的表现，甚至不验血不做检查，人们根本不会知道自己血脂有异常；但当病症发展到一定程度之后，身体还是会发出一些比较容易分辨的信号的。那么，哪些身体的症状是在提醒我们血脂发生异常了呢？大家不妨对症辨别，做到早发现、早治疗。

轻度高脂血症

如果你经常感觉自己头晕、胸闷、心悸，甚至是失眠、疲惫、健忘，那么最好去验个血。虽然这些症状在患其他疾病时也会出现，但高脂血症会混入其他疾病，让你不容易发现。而验血在排除其他病症的同时，对鉴别高脂血症又最为直观。另外，如果有以上症状的同时，又伴有发胖，体重明显超出正常范围，就应该做好面对高脂血症的心理准备了。

重度高脂血症

到了重度高脂血症时，患者一般会有胸痛、头痛、目眩，甚至是口角歪斜以及肢体麻木等症状，有的人则表现为不能说话。此时，如果耽误了病情，就很有可能引起脑卒中、冠心病等严重病症。患者在头晕、头痛时就应该想到是不是自己的血液循环出了问题。因为人体不管哪一个器官，都是依靠着动脉的供血、供氧来正常运转的，当血液循环不畅时，就没有办法照顾全身的正常功能。而肢体的麻木、口角歪斜则是身体最直接的表达方式。

血脂长期偏高

有些人平时不做检查，也不知道自己血脂高，总感觉肢体在活动之后有疼痛感，而且有时还会有间歇性的跛脚、心绞痛行为。这其实都是

动脉粥样硬化的提示，说明高血脂已经导致身体发生病变。如果再继续高下去，就会造成更加严重的后果，比如心肌梗死、脑梗死。可见，身体是坚强的战士，不坚持到最后一刻，不会马上垮掉，人们应该趁着身体还能支撑的时候，捕捉它发出的基本信号，将疾病扼杀在摇篮之中。

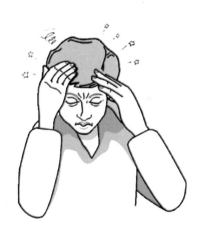

● 这几个因素容易引发继发性高脂血症

继发性高脂血症是指由其他疾病所引发的高脂血症。在治疗继发性高脂血症时，如果能明确地知道它与身体的哪种疾病相关联，治疗起来就能更直接、更有效。能引起继发性高脂血症的疾病有些是我们非常熟悉的，下面就大致罗列几项比较典型的疾病，以帮助大家在日常生活中真正做到关注并了解高脂血症。

糖尿病

2 型糖尿病容易引发高脂血症，主要是因为血糖控制不佳，胰岛素分泌不足，从而促使肝脏生成的极低密度脂蛋白增加，造成三酰甘油和胆固醇的增高。

肥胖症

肥胖是引发三酰甘油含量增高的主要原因，这类人群是肥胖导致血脂增高的典型案例。在检查中可以发现，病人生理与病理都有着糖代谢的异常表现，特别是肾上腺皮质激素的转变，这是引起高脂血症的主要源头。所以，肥胖者在降血脂的时候，真正要做的还是平衡肾上腺皮质激素水平。

肝病

肝脏是对人体脂质、脂蛋白进行分解、加工以及排泄的器官，当它发生病变的时候，正常代谢就出现了问题。一些中老年人群就是如此，他们与年轻时相比并没有特别的生活改变，但因为肝脏功能变弱，从而患上高脂血症。所以，这类人群在治疗高脂血症时，肝脏调理才是首要的。

当然，引发高脂血症的因素还有很多，比如痛风、异常球蛋白血症、肾病、阿狄森氏病等，这些都与高脂血症有着不可分割的联系。

● 高脂血症的高危人群，你是否在其中

对于高脂血症来说，它有着自己"偏好"的人群，平时饮食完全相同的两个人，可能有一个会患上高脂血症，而另一个则安然无恙。为此，医学上对高脂血症的偏好人群进行了调查，发现有 10 种人为高脂血症的高危人群。如果你怀疑自己血脂有异常，又或者不确定自我检测的科学性，则不妨按这 10 种人群来为自己打打分。如果你符合 5 个以上，就有必要改善自己的生活习惯，或者去医院做血脂的全项检查了。

食物偏嗜者

喜欢吃甜食，特别是高油脂、高胆固醇的食物，对于肥肉更是来者不拒。平时以主食为重点，辅食则很少涉及。这类人自认为生活习惯很好，但肝、脾、胃的压力很大。久而久之，体内的脂肪含量就会超标，这类人是高脂血症最为偏爱的人群之一。

有家族性高脂血症者

高脂血症本身有着遗传的因素，直系亲属患有高脂血症，就应该引起你的警惕了。这种遗传的倾向虽然并不是百分之百，但有家族性高脂血症者是高脂血症的重点青睐人群。有家族性高脂血症遗传倾向的人应该从年轻时就开始保养血管，注重健康的生活方式。

抽烟、喝酒者

有些人长期大量地喝酒、抽烟，认为这与脂肪没有关系，但是这类人同样是高脂血症的偏爱对象。这是因为香烟中的尼古丁对心脏、血管以及血压、代谢都有不良的影响。酒精也是如此，会刺激血压上升，甚至是引发脂肪肝。因此，抽烟、喝酒者往往会成为高脂血症的偏爱者。

年过 40 的男性

男人过了 40 岁，身体素质开始下降，肝肾功能逐渐衰退，其血管上皮细胞功能也慢慢退化，这样就会引起"三高"症的发作。因此，年过 40 岁的男性，应该向健康的生活方式靠拢，以免高脂血症与你亲密接触。

进入更年期的女性

女人体内的雌激素是保养血管最好的物质，而且还能抗氧化，促进蛋白质、高密度脂蛋白、高密度胆固醇等的合成，进而清除体内多余的总胆固醇。但进入更年期之后，女性雌激素分泌大量减少，这就令血液中的三酰甘油升高加快，为动脉硬化埋下隐患。如果女性再中年发福，高脂血症很快就找上门了。

所有肥胖者

高脂血症之所以喜欢肥胖人群，是因为他们体内的糖分、脂肪含量都是超标的，身体的代谢机能已经处于紊乱之中，自然比普通人群更容易引发高胆固醇、高三酰甘油等问题。所以肥胖者是高脂血症的重点高危人群，特别是进入老年之后，一定要及时检测血脂含量，保证血液的顺畅输送。

熬夜人群

如果经常熬夜、缺乏睡眠，人体的代谢机能就会下降，身体素质受到损伤，特别是肝脏得不到保养，自然与高脂血症就成了"亲密"的合作对象了。

有相关疾病人群

患有高血压、糖尿病以及肾病、甲状腺功能低下的人群，原本就是高脂血症的易发人群。如果不及时治疗，就会并发高脂血症。另外，一些与高脂血症无关的疾病也一样，比如，有人因为各种原因需要长期服用类固醇等药物，这也会造成高脂血症的高发。因为这些药物会让人体血脂的代谢产生紊乱，从而产生身体的代谢问题。

压力大的人

高脂血症也很喜欢压力大的人，这是因为人在工作压力大的时候，心理会长期处于紧张状态，于是造成身体免疫功能及抵抗能力的下降，这样就会增高血液黏稠度，使血管收缩，高脂血症也就随之发生了。平时，应该调节身体，缓解压力，这样才能远离高脂血症。

久坐不动者

久坐是高脂血症高发的重点因素之一，越来越年轻化的高脂血症人群就是因为长期不运动，身体得不到有效的活动，从而让血液黏稠度增高造成的。同时，久坐者下肢静脉的血液不流通，很容易出现血块，最终形成凝结的血栓，直接导致肺部呼吸困难，高脂血症在不知不觉中就发生了。

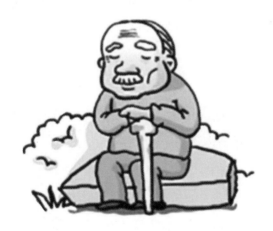

诊断高脂血症

虽然说高脂血症并不是血脂超标了马上就可以感觉得到的，但随着它不断地发展，我们自身还是有很多迹象可以被观察到的。如果能早发现、早治疗，那么高脂血症完全可以得到控制。

● 高脂血症的自我检测方法

很多人都会抱怨，为什么不做体检自己根本就没有毛病，可是一体检就这也是病那也是病。这还真怨不得体检，主要是你自己没有对自身做一个正确检测，有些问题都隐藏在你看不到的地方，从而被你忽略了。而真的要等到它爆发，那就到了你身体不能承受的程度了。就比如这高脂血症，如果我们可以经常进行正确的自我检测，则完全能及早地发现它的踪迹，那些冠心病、脑梗死之类的突发病也就不至于造成永远的遗憾了。所以，在这里就给大家讲一下自我检测高脂血症的方法，希望每个人都能成为自己健康的守护神。

犯困

大部分老年人都有这个毛病，认为不是什么大问题。但如果你经常头晕犯困，甚至与人说着话就能睡着，夜里却特别清醒，早晨醒来后迷迷糊糊，吃过早饭又有所改善；你就应该注意了，尽早做一个血检很有必要，以免耽误了最佳的治疗时间。

抽筋

相当一部分老年人认为腿抽筋是缺钙，殊不知，高脂血症也会造成腿部的抽筋，而且还经常能感觉到刺痛，这是胆固醇偏高的表象，千万不可忽略。

眼花

眼睛看东西模糊，而且时好时坏，有时挺清晰，有时则看不清楚，这是血液变黏稠、流动不畅造成的视网膜缺血症状，老年人可别把它当成了老花眼，否则就耽误大事了。

眼睑黄疣

中老年女性应该注意这一点，发现自己眼睑上出现了深于皮肤色的小肉瘤时，应该对它进行关注，这很可能是脂类代谢出了问题。它们一般突出皮肤表面，呈黄色或者更深一些，初生时很小，慢慢变大。

色斑

老年人群要多加关注自己的手、脸等外部皮肤，如果突然出现大块的色斑，颜色又比较深，很可能就是血脂增高的迹象。如果再同时伴有记忆力下降，就应该去医院做检查了。

● 定期检查血脂，提早发现异常

在我国，高脂血症虽然是比较常见的疾病，可是却有 90% 的人群不知道自己患有高脂血症。而且，在调查中发现，大部分人对此病不够重视，只有 20% 的人在进行正规治疗。由此可见，高脂血症是威胁人们健康的隐形杀手，它随时都有可能跳出来，在你没有防范的情况下杀你个措手不及。

有调查数据显示，我国 55 岁以上的男性最常见的病症就是急性心肌梗死、脑梗死，而 65 岁以上的女性则是高血压、肥胖等症。我们可以联想到，血脂异常对人们的健康已经形成了很大的影响。这也就进一步提醒我们，关注血脂，定期检查血脂，是非常有必要的。只有早发现，才能真正早治疗、早控制。

检查血脂并不复杂，一般的常规血脂检测各级医院都能进行。而化验单上的检测数据也并不难分析，它都会为我们标注一个适当的范围值，只要不超出参考范围，那么你的血脂水平就是基本正常的。另外，也不要在拿到化验单后，一看超出了数据参考值便心慌意乱。因为有些数据是需要根据不同的身体状况及现实进行确诊的，找医生详细询问，让医生帮助诊断是最好的。

一般来说，成年人都应该对自己的血脂检测进行跟踪。身体健康、没有家庭遗传史的 40 岁以上人群，可以每 5 年做 1 次血脂检查。有家族心血管病以及高脂血症症状的人，则应该缩短检查时间。而 40 岁以上的男性以及绝经后的女性，每年 1 次的血脂检测非常有必要。自身已经患有心血管疾病以及家族有遗传倾向的中老年人群，应该每隔半年检测 1 次血脂。

● 做血脂检查的注意事项

检验血脂虽然只需要抽血，但却存在着很多误区，病人的行为直接关系到检验的结果。在这里有必要和大家讲一下在做血脂检查时应该注意的问题，以免因为自己的疏忽，而让高脂血症有了偷偷隐藏的机会。

空腹检查

这是做过检查的人都知道的事。病人在检查时，如果吃得过饱就会影响整个身体的指标，特别是血脂检查；如果不空腹就进行血脂化验，那么十有八九血脂是超标的。在做这项检查的时候，不仅要空腹，而且最理想的空腹时间应该保持在 10~12 小时。这就是说，如果你明天上午 9 点钟进行血脂化验，那么当天晚上 10 点后就不能再吃任何东西了。当然，如果你空腹时间超过了 12 小时，就有可能造成化验结果的不正常，因为身体会在极度饥饿的情况下，调动自己储藏的脂肪进行消耗，这样三酰甘油就有可能增高。

正常饮食

这里的正常饮食是指在你化验血脂之前，不要为了刻意追求理想结果，而改变自己日常的生活规律，比如去检查前的几天，开始刻意回避生活中的不良习惯以及饮食标准。这样可能出来的数据理想了，但身体并没有真正地反映病情。所以化验前的两星期时间里，你只需保持平常的心态，按以往的生活规律进行饮食及运动就好。

回避高脂食物

这可不是教你糊弄医生，而是告诉你一个医学常识，高脂食物在短期内就会对身体的血脂浓度产生影响，并且会在体内保持一段时间，如果你在化验血脂前三天食用过量的高脂食物，三酰甘油很可能就会超出正常值，这对化验结果的影响就可想而知了。所以最好的方法是化验的前三天时间，不要食用高脂食物。

可以喝少量的水

对于老年人来说，空腹 12 小时做检查是很大的考验，因为这往往会造成老年人血糖低下以及其他身体的问题。所以，在抽血前的 12 个小时里，老年人可以适当地饮用少量白水来保持身体的代谢需要。但水一定不能加任何营养物质，哪怕是瓶装饮料，都会引起结果的不正确。有人问是否可以喝白粥，这是绝对不行的，空腹是化验血脂最好的状态，医生所参考的人体血脂正常值就是根据空腹结果制定的。

提前一天忌酒

酒精，对于血脂浓度有着很大的影响。在验血脂时，喝过酒的人会明显发现血液中的三酰甘油浓度超标，而高密度脂蛋白则下降。因此，验血前的三天时间里，不能过量饮酒，而到了最后一天时，应该保持 24 小时滴酒不沾。这样检测出来的结果，才会是真实的血液指标。其实，对于有高脂血症的人群来说，酒是应该直接戒掉的，这样才更有利于恢复血脂正常值。

特殊情况不验血

在验血的时候，如果你恰逢感冒，就应该选择感冒好之后再进行血脂检查。因为感冒时的血液浓度与正常状态的血液浓度是完全不同的。不仅如此，外伤、手术以及发热、妊娠、经期、哺乳的情况都不是检测血脂的好时机。一般情况下，当人体遇到这些特别问题的时候，化验出来的血脂数值都会异常。因此，在检查血脂时，要避开不利于取得准确化验结果的问题。

● 检查血脂需要做哪几项化验

"高脂血症"一词虽然大家都耳熟能详，但说起验血脂要涉及的项目，很多人根本不知道哪项代表着血脂，哪项又关乎着脂肪。在这里，我们不妨就真正地了解一下，检查血脂，我们到底要做哪几项化验，各项数据在什么范围内才是正常的。

我们要知道，血脂绝非单纯的血液浓度，还包括了三酰甘油、胆固醇等项。所以，正确的血脂化验就应该从血脂的包含项开始，即三酰甘油、总胆固醇、高密度脂蛋白胆固醇、低密度脂蛋白胆固醇。它们一般在化验单上用字母代替，分别为：三酰甘油——TG、总胆固醇——TC 或 T-CHO、高密度脂蛋白胆固醇——HDL-C、低密度脂蛋白胆固醇——LDL-C。这四种不同的字母也就是血脂四项的代名词，看到它们，不问医生也能知道自己哪一项化验数据出了问题。

当然，各项指标不同的结果又代表不同的问题。一般情况下，三酰甘油的正常值为 0.23~1.70 毫摩尔／升，也就是说在这两个数字中间的值都是正常范围。如果是单纯性的三酰甘油升高，就有可能是胰岛素分泌出了问题，要限制糖以及胆固醇的摄入。

总胆固醇的正常值为 3.36~5.72 毫摩尔／升，超出正常范围就会增加血管疾病的风险。而对它进行控制就要少吃高胆固醇食物，从饮食上进行减量。但这并不是说从此不可以吃肉，而是合理食用，适量进食。

低密度脂蛋白胆固醇是会引发冠心病的，要尽量保持低一些的水平，最好不要超过 3.4 毫摩尔／升。高密度脂蛋白胆固醇则对心血管有益的，可以相对高一点儿，基本值不能低于 1.03 毫摩尔／升。

血脂异常值分析参考表

测定项目	毫摩尔／升 （mmol/L）	毫克／分升 （mg/dL）	结果判定
总胆固醇 （TC）	3.36~5.72	130~223	合适
	5.73~6.2	224~240	边缘升高
	＞6.2	＞240	升高
三酰甘油 （TG）	0.23~1.70	≤150	合适
	1.71~2.3	151~200	边缘升高
	＞2.3	＞200	升高
低密度脂蛋白 （LDL-C）	＜2.6	＜100	最合适
	＜3.4	＜130	合适
	3.4~4.1	130~160	边缘升高
	＞4.1	＞160	升高
高密度脂蛋白 （HDL-C）	＜1.0	＜40	低
	＞1.6	＞60	高

● 化验单上注明血脂异常怎么办

化验了血脂，看到了结果，可是当被标明血脂异常的时候，你会怎么办呢？这应该是很大一部分人都非常关心的问题。其实，当看到这样的结果时，并不需要惊慌，只需采取正确的态度面对疾病，然后展开积极的治疗就足够了。一般来说，血脂异常的人群应该按步骤有条不紊地去改善症状。

审慎化验结果

要根据化验单中的结果，与医生进行仔细的沟通，将自己的疾病史以及家族遗传性病症告知医生，比如糖尿病、高血压等病症。这样医生才能根据你的自身情况，为你斟酌制定降脂药物及目标。

非药物治疗

大部分医生会根据你的问题，先对你进行一段时间的非药物治疗，也就是从生活习惯以及饮食上进行调整。只有半年内血脂状况还没有得到改善，才会考虑药物辅助治疗。在前期的非药物治疗中，有 3/4 的患者血脂状况会有所改善。

药物辅助治疗

半年过去后，如果血脂依旧没有改善的趋势，医生就会为你开调节血脂的药物来帮助你降血脂。一般这些药都是他汀类以及贝特类，药物的品类很多，针对的问题也不同，因此究竟用哪一种，要尽量听从医生的安排，千万不能急于求成而一味使用见效快的药物。同时，要在服药期间，进行生活上的改变，做到药物、生活习惯两相辅助，让血脂尽早恢复到正常水平。

持续跟踪治疗

这是非常重要的一点，有些人被检测出有高脂血症之后立即服药，让血脂迅速下降，随后便认为自己彻底摆脱了高脂血症的困扰。这是错误的想法，高脂血症虽然不同于高血压，但也是反复发作的病症，因此进行定期的跟踪检测很有必要。另外，病人在最初开始服药的时候，要隔一两周就进行一次化验，这样才能真正了解自己的病情及身体的接受程度。高脂血症不是一天养成的，自然想要好起来也不可能立竿见影，患者应该与医生建立良好的互动，经常检测，持续跟踪，才能最终做到有效控制血脂。

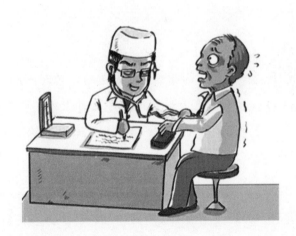

● 被确诊为高脂血症后的后续检查

很多时候，患者在检查出高脂血症后，就会立即要求医生开药，进行控制并治疗，从而忽略了血脂会因不同的身体状况以及心理情绪等原因而出现的不规律性结果。而医生往往会建议患者在一天或几天后对血脂进行复查。这并不是为了让你多花钱，而是为了确认血脂是否稳定。比如我在面对血清总胆固醇或者其他一项单独超标的患者的时候，都会让他空腹 12 小时之后再做一次复查，这样才能确定血脂是不是真的异常，然后才能进行治疗。

除了必要的复查之外，患者还应该接受脂代谢的特殊检查。其中就包括载脂蛋白和体内脂蛋白代谢两个方面。载脂蛋白又被分成不同的 A、B、E 三项，A 代表着高密度脂蛋白胆固醇的水平，它对于冠心病的风险很大，要加强关注。而 B 则是低密度脂蛋白的水平，E 与血浆三酰甘油含量相关。医生可以通过这几项来判断患者血脂高度的危险性，对合理用药非常有意义。

其他家族性疾病的检查也很重要。比如，患者有家族性混合型高脂血症以及三酰甘油血症的问题，患者就应该进行有关胰岛素分泌方面的检测，只有排除了这一项之后，才能真正对高脂血症进行单纯的降脂治疗。其他病症也是一样，家族有高尿酸血症的、糖尿病的，又或者是甲状腺功能减低等病症的，都会关系到患者用药及治疗，所以进行一定的检查是必不可少的步骤。

当然，患者确诊为高脂血症之后，要对血糖、肝功能、肾功能、心血管等方面有一个清晰的了解。如果医生让你进行检查，则不要拒绝，这是对自己健康负责，更是有效治疗的必要过程。只有全面了解了身体的促病原因，疾病才可能得到良好的调理，否则，吃再多的药也只能是走弯路，对疾病和身体都没有好处。

治疗高脂血症

得了高脂血症不用害怕，根据现今临床的治疗经验来说，调理血脂还是有很多方法的。只不过，在治疗时，你应该确认哪一种最适合自己。毕竟不同的身体状况以及不同的高脂血症类型有着不同的治疗方法，只有选对了方法，才会收到最好的治疗效果。

● 高脂血症的药物治疗

随着科技的发达，降脂药物越来越多，但并不是所有的降脂药物都能为每一个高脂血症患者服务。因为其中有耐受性与不良反应的存在，当你服用一种药的时候，一定要与医生进行沟通，并确定剂量，以免产生不良后果。

常见调脂药的种类

针对高脂血症，目前调脂药有很多种，虽然它们都是调脂降脂的药物，但因其类别不同，所针对的类型也不同。在用药的时候，患者应该与医生一起，为自己制订一个适合长期用药、有效控制血脂的方案，从而让自己的血脂维持在正常、理想的水平之内。在这里，我就讲讲临床上常见的几类药物，方便患者对高脂血症药物进行了解和应用。

他汀类

他汀类降脂药是目前应用最为广泛的一种药物，比如洛伐他汀、普伐他汀、辛伐他汀、氟伐他汀等。这些药对于高胆固醇血症是比较理想的用药，因而会成为高脂血症病人的首选之药。不过，他汀类药虽然不错，但也存在着自身的不良反应，包括头痛、胃肠不适甚至是肝损伤。如果和其他降脂药同用，还有可能会产生肌肉毒性。所以在使用的时候，一定要遵守医生的用药标准，万万不可自己随便使用。

贝特类

贝特类药物主要适用于高三酰甘油血症以及因为三酰甘油超标而形成的混合型的高脂血症，应用比较广泛。苯扎贝特、吉非贝齐、氯贝丁酯以及非诺贝特等，都是贝特类调脂药，贝特类药物降低三酰甘油的效果非常好，而且可以不规律地提升高密度脂蛋白。只不过它的不良反应也不少，包括恶心、反胃、腹泻，甚至是肝损伤等。

烟酸类

烟酸类药属于 B 族维生素，可以当维生素使用，也可以通过增加药量来降脂，对于家族性高胆固醇血症很有效。不过医学上对于它降脂的作用还存在理解上的不全面性，加之速释制剂反应太大，一般不单独使用，而更多的是使用缓释制剂，这样它的不良反应就只表现在脸色潮红一个方面了。

除了以上常用的三种药物之外，还有胆酸螯合剂以及胆固醇吸收抑制剂。不过这两种药物一种反应太大，另一种又有着自身的弊端，因此不常使用。

● 服用降脂药时的注意事项

不论吃什么药，医生总会告诉患者一系列的注意事项。但除了那些必要的剂量以及服用方法之外，还会有着其他的禁忌。特别是高脂血症这种看似风平浪静，又不会因一餐饭、一粒药而产生大反应的病症，就更要格外注意一些。在这里，我要告诉所有正在服用降脂药的人，当你服用此类药物时，应该加强以下几个方面的关注。

治疗要坚持到底

高脂血症有时就像高血压一样，一旦用药，就必须做好长期坚持的心理准备，这样才能及时地调脂，并防治其他心脑血管疾病的发生。一般情况下，服药 1 周以上开始起效，1 个月会有明显的改变。在这段时间里，除了坚持用药之外，还要按时做复查，对自己的用药剂量以及身体变化有一个全面的了解。然后，找医生确定自己血脂下降之后该如何继续服用药物。

不良反应要注意

药物不同于其他东西，不是别人能用你就没问题的。比如他汀类药物，有些人服用后就会引起横纹肌的溶解，甚至是肾功能衰竭；而有的人则没有任何问题。所以在服药的时候要对不明原因的乏力、肌肉酸痛等问题向医生进行及时的反馈，必要的时候进行药物调换，从而减少对自身的伤害。

生活方式要改变

患者在查出自己血脂异常前往往都有着固定的生活习惯，比如吸烟、喝酒、熬夜、嗜食高胆固醇食物等。当你开始服用降脂药物的时候，对这种足以引起你血脂升高的生活习惯都要有一个相应的调整。这是从用药到生活习惯的双效调节，只有你积极地进行配合，血脂才会有效地回归正常。

服药时间有讲究

胆固醇往往是在晚上的时候合成最多，如果你在早上服用降低胆固醇的他汀类药物，就远远不及晚上服用效果好。贝特类的药则是在早上服用，这样不良反应会减少。而有些药适合空腹服用，有的则要饭后服用，饭前饭后的时间要把握清楚，多问医生，多看说明，这样才能让药效发挥到极致。

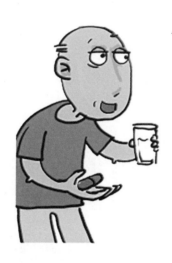

● 高脂血症的其他防治方法

对于降脂这件事，防治方法其实还是很多的，这就要看你是不是有心了。比如饮食、运动等，都是降脂、调脂的好方法。只要把握得当，长期坚持，你的血脂高低就完全由你自己说了算。

饮食治疗

饮食不合理是高脂血症的一大诱因，如果可以在饮食上进行调整，就再理想不过了。不过，很多人都难以坚持，往往会因为管不住嘴，最终不得不回到长期用药的治疗方法上去。其实，如果患者根据不同类型的高脂血症症状，进行不同的饮食调理，就可以很方便地控制血脂。在这里，我针对几种不同的高脂血症类型，来和大家讲讲关于饮食的治疗方法。

→ 高胆固醇血症的饮食

对高胆固醇血症的患者来说，要控制胆固醇的摄入量，所以每天要减少胆固醇食物的摄入，最多不超过 300 毫克。如果将这个量换算成一份具体的高胆固醇食物，那么就应该是 90 克猪肝的量。超过这个数量，就意味着你当天的胆固醇超标了。同时，在饮食中要尽量少吃鱼子、动物内脏等食物，鱼肉以及含不饱和脂肪酸等的食品更有利于降脂。

→ 高三酰甘油血症的饮食

高三酰甘油血症的患者胆固醇含量可能正常，但三酰甘油却超标，这就要求患者尽量少摄入脂肪类食物，每天烹饪所用的油，总量一般不应该超过 35 克。少吃炒、炸等食物，平时可以多用煮、拌、烩等方法进行饮食搭配。患者吃清淡少油的食物最为理想。

混合型高脂血症的饮食

混合型高脂血症患者在胆固醇的摄取上可以做适当的限制，但前提是体重不超标，要尽量让自己保持标准体重，少吃甜食，戒烟酒，碳水化合物最多只能占当天食物总量的50%，可以多吃一些含不饱和脂肪酸的食物。

低、高密度脂蛋白血症的饮食

低密度脂蛋白血症与高密度脂蛋白血症的饮食要做好区分，一般低密度脂蛋白患者在饮食中应该以回避碳水化合物为前提，也就是说要尽量少摄入热量。对于含有糖类、胆固醇类的食品限量食用，可以多吃大豆制品、木耳、海带、菠菜等，以防止低密度脂蛋白的升高。而高密度脂蛋白血症的患者，除了在热量上进行限制，可以相对多摄入一些胆固醇。低密度脂蛋白血症患者每天不能食用超过300毫克的胆固醇，而高密度脂蛋白血症病人则可以食用500毫克左右；同时要注意补充铁元素，以补充体内铁元素的缺失。

运动治疗

在面对高脂血症患者的时候，医生总是习惯性地提醒："注意饮食，适当运动。"这句话对高脂血症患者来说，虽然属于两个疗法范畴，却往往被放在一起来运用，它们之间相辅相成。因为单纯地从饮食上进行降脂会存在一些潜在的风险，特别是肥胖、血脂又不容易控制的人群。所以，饮食和运动相结合才是最好的控制方法。

运动治疗不但能辅助饮食治疗，而且能促进药物治疗的效果。应该说运动是高脂血症患者最有效、最安全的降脂方法。一个高脂血症患者在服用降脂药之后，如果能坚持运动半小时，降脂的效果就会大幅度增加。而一位血脂偏高又在饮食上难以自我把控的人，如果每天坚持 30 分钟以上的运动，则可以有效降低血脂升高的风险系数。

这就告诉我们一个事实，运动对于人体脂质的代谢有着积极的影响作用。运动本身不但可以令身体脂质代谢加强，而且会提高脂蛋白脂酶的活性，从而让脂质的分解、排泄、运转得到提高。另外，运动可以让血凝状态得到缓解，使血黏度降低，这对于改善心肌功能、增加血液循环有着非常好的帮助。因此，高脂血症患者完全可以通过运动来进行高脂血症的治疗，降脂的同时，还能有效提升身体的机能，预防高脂血症并发冠心病等。

不过，对于高脂血症患者来说，并不是所有的运动都适合，特别是有冠心病或者肥胖的患者，要从自己身体的接受度来选择适合自身的运动方法。一般情况下，心脏不好的人，可以选择相对慢一些的运动，比如太极拳、体操等。而肥胖者则要增加有氧运动，慢跑、爬山等更加适合。但不管是哪一类患者，每天的运动量都必须要保持在 30 分钟以上，并长期坚持，只有这样才能充分调动体内的脂肪，让其挥发、分解。所以，运动治疗高脂血症，主要还是一个坚持的过程，如果你能保持一定的运动强度，又坚持不懈，就可以把血脂控制在合理的范围之内。

中医治疗

从中医的角度来看，高脂血症可以分为四种不同的类型，分别为脾肾阳虚、肝肾阴虚、痰湿内阻、肝胆阻滞。这四个类型，其实就是西医中所讲的身体肥胖、气血不畅。只不过中医更讲究治病求源，会分门别类地从代谢、情绪、病灶等多个方面进行分析，从而找出血脂不能正常代谢的原因。所以，喜欢中医的高脂血症患者，完全可以通过中医的调理来达到降低血脂的目的。

高脂血症患者的年龄普遍偏大，也就是说，人上了年纪就容易得高脂血症。这是因为老年人随着年龄的增长而体质变弱、气血虚亏，特别是身体发福或者常年染病的人，会因为脏腑的功能减弱，从而形成肝、肾、脾、胃等方面的亏虚。这就会让身体的气血得不到良好循环，久而久之血滞脉涩，高脂血症形成。

医学上有这样的共识，高脂血症患者有30%的人群是因为饮食而引发胆固醇增高的，而另外70%则是脏腑的功能问题所引起。所以中医由内而外的调理不失为一种好方法，虽然见效会缓慢一些，但是更安全，不良反应少。与此同时，中医调理还能标本兼治，调理机体本质，是一种既增强身体素质又治病的好手段。

不过，中医降脂的药方比较繁复，不建议个人抄录他人的方子来运用，特别是那些偏方类的。最好的方法是由医生为你诊断病情，找出你高脂血症的原因所在，为你量身打造合适的药方，这样才算是专病专治。当然，现在的药房里，也有很多中草药煎剂以及茶饮等，这些都是以泻下、活血、消食、补益等为主的，为的就是打造人体强大的自我代谢功能。如果平时吃的油腻，血脂偏高却并未超出最高正常值，则不妨选取一些来自己使用。这类中药对饮食上的脂肪吸收、合成、代谢、清除有着很好的帮助。另外，除了中药之外，中医还讲究穴位按摩、经络疏通等手段，这些都是很不错的中医治疗方法，高脂血症患者可以有针对性地学习一些手法，以帮助血脂下降。

小 提 醒

　　高脂血症是一种病，不要忽略了它的危害，没病时可以防，但有了病就一定要治。在选择中药的时候，千万不要忘记去验血，监测自身的血脂情况，以免耽误了最佳的治疗时机。另外，市场上的很多广告药物，在没有把握的情况下，最好不用。

高脂血症有哪些认识误区

虽然高脂血症是常见病，可真正了解它的人并不多。有数据显示，60%的人群只对"高脂血症"这个词有所认知，但对它的真实意思并不明白。也正是这样的认知不足，才会让大家对高脂血症产生很多不必要的误区，以至于在治疗的过程中，用错误的方法对待自己的疾病。在这里，我们就看一看哪些误区是容易出现的，又应该如何正确对待。

误区一：瘦人不容易血脂异常

一说到高脂血症，大部分人眼前就会出现一个胖子的形象，认为只有吃的油太多，身体极度发胖，才会引起高脂血症。所以，对那些身体偏瘦的人群，则会直接忽略。其实，这就是一种误区，高脂血症本身与身体的胖瘦不能完全挂勾。也就是说，虽然有人很瘦，但一样会得高脂血症。

高脂血症的形成有原发性的还有继发性的，它可能因为家族的遗传因素而来，也有可能因为自身的一些疾病而形成血脂异常，比如高血压、甲状腺功能低下、慢性阻塞性肝病等。正是这些后天发作并引起血脂异常的病症，让很多身材并不肥胖的人同样患上高脂血症。由此可见，以体型来判断血脂异常与否是很不正确的。

那么，瘦人应该如何来关注自己的血脂情况呢？很简单，每年例行的体检不可少。一般瘦人的高脂血症特点表现为低密度脂蛋白胆固醇偏高，而高密度脂蛋白胆固醇则低于正常的水平。这说明瘦人体内的无用胆固醇偏高而有用的胆固醇则不足。这就造成了心脑血管的脆弱性，一旦血脂异常，往往容易引发心脑血管疾病，一定要引起足够的重视。

知道了这些之后，人们就应该有一个大致的概念，判断高脂血症不能从胖瘦来甄别，而要以血脂的化验数据为根本。正常年轻人以5年

1次的血脂化验为基础，而高于40岁以上的人群则1年化验1次血脂；如果是已经进入绝经期的女性，或者是有冠心病以及其他可引发高脂血症的人群，3~6个月就应该验1次血。

误区二：年轻人不容易血脂异常

人们常觉得年轻人身体素质最好，因此就认为年轻人不容易甚至不可能产生血脂异常的情况。对于年轻人来说，这个想法刚好是一种特别错误的暗示。人不管年龄大小，都是以血管的血液输送来保持生命正常运转的。我们从出生的那一刻起，血管的健康就是保证血液通畅输送的关键。年轻人不爱护自己的血管、血液，同样会产生血脂的异常。医学上就发现，有一部分还不足7岁的少年儿童，其血管壁上就已经出现了胆固醇或者是三酰甘油的滞留斑块。这些有害物质可能在你年轻时不会构成疾病，但却会在你上了年纪之后爆发出来，让你成为冠心病患者。所以，年轻人身体素质虽然很好，可血脂异常同样不容忽视。

不仅如此，现在生活水平提高，血脂高的问题已经呈现年轻化。有调查显示，在我国35岁以下的年轻人中，有超过2 500万的人患有高脂血症；而18岁以上的年轻人中，有1.6亿人表现为血脂异常。有这种病症威胁的国家还有很多，因此各国都提升了对高脂血症的关注，北欧国家芬兰，更是从小学开始就重视对高脂血症的预防。可见，高脂血症并不只是青睐老年人群体，在年轻人身上也随时都有可能发生。

对于血脂有异常的年轻人来说，高脂血症更容易隐藏，经常让你难以发现它的踪迹。这时，病人因为年轻，精力旺盛，除了体型有些发胖之外，其他方面都保持着很好的状态。在血脂异常的最初是感觉不到什么的，只有当血脂达到一定的水平之后，患者才会表现出比其他同龄人弱势的一面来，比如容易疲劳、精力不足、活力不够、性生活减退等。

所以，年轻人发生血脂异常，比起老年人后果更加严重。为了自己的家庭、事业以及梦想，年轻人更应该注重自身血脂的正常。《中国成人血脂异常防治指南》就建议，20 岁以上的成年人，每 5 年必须进行 1 次空腹标准的血脂检测；同时，更提醒所有家长，不要让自己的孩子变成营养过剩的小胖墩儿，要保证血管正常发育生长。

误区三：高脂血症是一种单一的病症

有这样一部分人，他们对高脂血症不够重视，认为高脂血症不过是血脂有点儿偏高而已，没什么大不了。这是医生最不愿看到的情况。因为高脂血症从来不是单纯的胆固醇或者三酰甘油的升高，它不是一种单一的病症。因为血脂除了包含胆固醇、三酰甘油之外，还有其他血液中的类项，比如低密度脂蛋白胆固醇、高密度脂蛋白胆固醇等。这些物质被统一归于血脂的管辖之中，它们中的哪一个指标出现不正常标准都可能被称为"血脂异常"，并且诱发其他疾病。

我们经常听说某某人因为急性心肌梗死而死，有的则因为卒中猝死，这些其实都是来自于高脂血症突然爆发。当人体血脂中某项标准超出人体承受范围之后，它就可能会引起与之相关的病症，比如冠心病、心绞痛、心肌梗死等。所以高脂血症虽然只是一种疾病名称，但它与太多的病症相联系，就像一个导火索，只要点燃它，其他的病随时就会发生爆炸。所以，不要将高脂血症当成单一的病症对待，要更加重视它对其他病症的威胁。

误区四：没有症状也就是说血脂正常

曾经听到一次病人的对话。一个说："我血脂很长时间没查了，不过身体挺好，哪儿都没问题。"另一个便说："这就没什么事，身体感觉不到问题就说明血脂不高。"这样的对话让人不禁要生出一身冷汗，这和随身携带一枚炸弹没什么分别。高脂血症从来就是不以症状突出为特点的病症，很多人在血脂异常的初期根本感觉不到什么。有些人因为发现得太晚、治疗得太晚而遗憾终生。

高脂血症长期不受控制，最容易带来心脏、动脉、肾脏等方面的疾病，而且爆发起来都是毫无征兆的。有些人因为脑梗死、心肌梗死突然死亡，这就是血脂太高造成的。而肾动脉如果硬化，就会形成尿毒症。可见，没有症状并不一定代表着没有问题，而是它以慢性的方式，正在一点一点地侵蚀你的其他器官。在这里，我要提醒那些把没症状当成血脂正常的人，一定要关心自己的血脂，去正视自身的疾病。

误区五：血脂水平正常后可以马上停止服药

在所有高脂血症的错误认知中，有一个是与药有关的，那就是血脂水平正常后可以马上停药。这个观点其实非常不正确，血脂从某种程度上来讲，是一种伴随终生的疾病，一旦开始用药，往往会长期用药。很大一部分高脂血症患者却总是自行决定，发现药物降脂效果很不错，吃了一个月的药，再验血时一切正常，于是便私自将药停了。不但如此，他还会振振有词地说："天天用药不是要产生耐药性了吗？我现在停了，等血脂高起来再服药，作用更好。"这种认知在医生的眼里，简直就是拿生命开玩笑。

我们都明白，高脂血症被分成不同的类型，有些高脂血症患者，他可能是糖尿病或者肝功能不足所引起的血脂异常，原发病不发作的时候，他的血脂可能就是正常的，但原发病一旦产生异常，血脂便会随之反弹。在这种情况下，自行停药就会对身体健康造成很大的威胁。另外，有的人又因为代谢异常而血脂偏高，这不但要在饮食上控制，更要进行长期的服药来治疗。自行停药的结果只会让血脂越来越不好控制。

很多人会抗议，说："是药三分毒，天天吃不是也有副作用吗？"这话不假，可是生病本身比副作用更严重，用药能将疾病的危害减小到最低。有研究发现，长期服用他汀类降脂药物的人群，其动脉粥样硬化的斑块会缩小。这就说明，药物不但能降低血脂、控制血脂，还能让血脂升高后遗留下来的危害逐渐消除。另外，高脂血症人群一定要有这样的认知，调脂与降脂，是一个漫长的过程，不能因为暂时的效果而马上停止服用药物。要相信医生，他不会让你在没病的情况下随便用药。自己随意停药的后果，很可能就是让高脂血症缠绵下去。

所以，高脂血症患者在血脂水平正常后是不是停止服药，应该咨询医生，听取医生的意见。一般当血脂达标后，医生会指导你改用小剂量药来维持血脂正常，在没有出现不良反应以及不耐受的情况下，是不应该马上停药的。

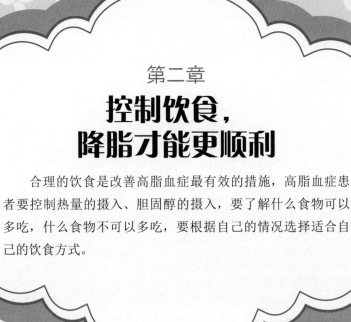

第二章

控制饮食，
降脂才能更顺利

合理的饮食是改善高脂血症最有效的措施，高脂血症患者要控制热量的摄入、胆固醇的摄入，要了解什么食物可以多吃，什么食物不可以多吃，要根据自己的情况选择适合自己的饮食方式。

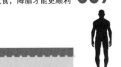

遵守饮食原则

高脂血症患者应该都知道这样一个事实：无论哪一种类型的高脂血症，都应该在饮食上进行调整和控制，并长期坚持。不仅如此，高脂血症患者的饮食绝对有着科学、正确的硬性规划，只有遵守这些饮食原则，高脂血症才能彻底得到控制。

● 营养摄入应均衡

现代人的生活条件虽然好了，可是只对营养喊得响，却把均衡一点儿也不放在心上，时间久了，身体内的各项指标自然要高高低低了。对高脂血症患者也是这样，没什么比营养均衡更重要的了，否则血脂可不那么容易降下去。那么要怎么均衡营养呢？下面我就帮大家一步一步来理清。

减少动物性脂肪的摄入

我们说高脂血症是"富贵病"，想要降低血脂，就得让自己的嘴受点儿"苦"，管住嘴巴，少吃动物性脂肪的食物。特别是老年人，肉类食物的摄入量要保持在整天食物总热量的 12% 以下。不过，海鱼可以多吃，这对于保护心血管系统、降低血脂都有着很好的帮助。但一定要记住一点：不可以用动物脂肪来烹饪。

控制胆固醇的摄入量

不管你的血脂高不高，随着年龄的增加，胆固醇的摄入量肯定要逐渐减少。而那些有各种高脂血症关联病症的人群，则要限制胆固醇的摄入，每天必须要控制在 300 毫克以下，才能保证血脂不会上升。已经患了高脂血症的人群，特别是中度以上程度的人，在这个基础上还要再减少 100 毫克。那些鱼子、动物内脏类的食物就应该坚决忌口了。反之，你应多吃芹菜、木耳、毛豆、水果等。

适当增加膳食纤维的摄入量

膳食纤维对于胆固醇的排泄有非常好的帮助，它能降低血脂，并预防动脉硬化。因此，高脂血症人群应该每天多食用五谷杂粮以及蔬菜，包括燕麦、豆类以及芹菜等食物。每个人每天正常的膳食纤维的摄入量应该保持在 30 克以上。这不仅能促进脂肪的消耗，还能让胆固醇不再升高。

不要摄入过多碳水化合物

虽然现在碳水化合物对于血脂的影响还有些复杂，一两句话难以说清，可它却实实在在能转化为内源性的三酰甘油，所以大量地摄入碳水化合物就容易产生高三酰甘油血症。老年人群对碳水化合物尤为敏感，就更要尽量少地摄入才行。

补充足够的蛋白质

食物中的蛋白质对于人体健康异常重要，它不但能降低低密度脂蛋白，还能减少动脉硬化。高脂血症人群应该牢记，日常中的蛋白质量摄入应该保持在总热能的 15% 以上。其中，豆类食物中的蛋白质最好，可以多食用。

● "四低" 饮食降血脂

对于高脂血症患者来说，没什么比降低血脂更迫切了。那么想要真正做到降脂，饮食上的要求不能少。而"四低"饮食原则便是每个高脂血症患者都应该知道并掌握的。我在这里就给大家讲讲"四低"饮食包含的方法及原则。

低脂饮食是基本原则

所谓"低脂饮食"，即进食胆固醇、三酰甘油含量相对较少的食物，一般五谷杂粮、蔬菜、水果等就可以被称为"低脂食物"。说得更通俗些，就是多吃水果少吃肉，多吃蔬菜少吃油。这对于高脂血症患者来说，是控制体重、使血脂下降的基础。低脂食物不仅热量低而且脂肪含量少，食用起来能有效控制脂肪的摄入量。

低脂饮食作为高脂血症患者的基本进食原则，大家应该对它有一个全面的认知。低脂并不等于无脂，从健康的角度来考虑，完全的素食也不是最理想状态。因此，低脂的饮食要求，更多的是希望高脂血症患者能控制自己对于动物脂肪、肉类食物的进食数量。每天只要在允许的范围之内，进食适量的脂肪平衡身体营养就足够了。

同时，低脂食物虽然有益于身心，可以减少脂肪的堆积，但也需要进食者吃得正确，这样才会真正做到低脂摄入。比如有些人，在吃素菜的时候，喜欢用油炸、油煎等方式处理，这就等于没有吃低脂食物。如果将其改为蒸、烩、煮的方法，那食用起来会更理想。另外，那些经过人工加工的所谓"低脂食物"，在制作过程中并不低脂，比如素火腿、全麦面包、饼干等食物，看似无油无脂，但却用了各种添加剂来制作，这种"低脂食物"就完全不达标了，所以我们在食用的时候还要学会辨别才行。

低脂食物表

种类	食物名称
肉类	鸡肉、牛肝、羊肉、兔肉
海产品	鲷鱼、鲭鱼、青花鱼、比目鱼、虾、蟹、牡蛎、蛤蜊
面谷类	小麦、苏打饼干、玉米饼、杂粮面包
水果	苹果、山楂、草莓、西瓜、葡萄、橙子、梨、桃等
蔬菜	茄子、豌豆、菠菜、南瓜、黄瓜、萝卜、番茄、花椰菜、辣椒
乳制品	脱脂牛奶、低脂奶酪、人工奶油、豆奶
调味品	蜂蜜、番茄酱、芥末、果味酱

低脂食物还有很多，大家在进食的时候可以自己分析它的成分，从中辨别其脂肪的含量。只不过，在食用低脂食物的时候要有一定的认知性，长期吃低脂食物会让蛋白质降低，这对于高脂血症也是不利的一面，因此适当进食脂肪还是有必要的。

低热量饮食，减少脂肪堆积

前面我们已经说过，高脂血症患者一定要控制饮食热量，因为，越是低热量的食物对于降血脂越有好处。特别是中老年人群，低热量食物不但口味清淡，有益脾胃，更能延缓细胞衰老，促进长寿。所以，想要降低高脂血症，饮食上就应该注意减少高热量食物的摄入，改为多摄入低热量食物。

其实，控制血脂在某些方面与减肥有着相同的理论，它们的过程都是将多余的脂肪消耗掉，从而让机体有一个健康的标准。而大量进食高热量食物后，其热量还没来得及消耗掉就再次迎来了新的成员，于是就迅速地转换为脂肪，堆积在体内。这样时间久了，胆固醇也高了，脂肪也形成了。可见，控制高热量饮食实际上就是为了减少体内脂肪的堆积。

日常饮食低热量食物表

食物名称	热量（千焦/100克）	食物名称	热量（千焦/100克）
红薯	414	西红柿	80
豆腐	339	苹果	218
豆腐脑	63	柠檬	146
小米粥	193	香蕉	381
羊肚	364	蘑菇	84
猪血	230	海带（干）	322
鳕鱼	368	冬瓜	46
牛肚	301	芹菜	59

以上这些食物是在日常生活中经常食用的，它们热量很低，营养又相对丰富，非常适合高脂血症患者食用。研究发现，低热量的饮食可以让生物氧负荷降低，同时减少氧自由基的生成，从而让血管、细胞得到有效保养。

当然，物极必反，我建议大家采用低热量饮食法则来降低血脂，并不是让你使用极低热量的饮食方法。对于身体比较肥胖的人来说，长时间的极低热量饮食会使机体功能受损。所以，每个人要依据自己的情况，适当选择低热量饮食。

低糖饮食减少三酰甘油生成

三酰甘油是血脂异常中最常见的一类，很大一部分高脂血症患者都是三酰甘油超标者。其实，这还是因为我们的生活条件越来越好了，所摄入食物中的油、糖含量太高所致。就有这样可怕的调查，我国在5~8年之后，三酰甘油超过2.8毫摩尔/升的成年人会有80%成为糖尿病的高危人群。这个数据简直触目惊心，所以，想要控制自己的三酰甘油，想要远离糖尿病，保持血脂正常，就得从低糖饮食开始调整。

所谓"低糖饮食"，就是我们日常食物当中的糖分含量指数分级。

一般，我们会将所有的食物分为高糖、无糖、低糖三种。其中，高糖食物主要是各种糖类以及谷物，而低糖食物就是水果、肉类以及蔬菜。大家也许想不到，无糖的食物其实是各种植物油，所以没有绝对的无糖生活。低糖食物又被称为"低碳水化合物食物"，它所含的碳水化合物少，而蛋白质高，低糖饮食是相当健康的饮食方式。

当人体摄入大量高糖食物的时候，体内的胰岛素水平就会增高，这时，三酰甘油随之增高。而如果我们少量摄入高糖食物，那么胰岛素呈正常分泌状态，三酰甘油水平便回归到正常的数值范围之内，甚至更低一些。特别是对于自身胰岛素分泌过高的人群来说，高糖食物最初先是让三酰甘油升高，然后血脂不正常，最终并发糖尿病。作为医生，我要在这里提醒那些胰岛素分泌过高的人群，当你的三酰甘油指标超过了 2.8 毫摩尔 / 升的时候，在餐后一定要记得查一下血糖的指数。如果你真的关注自己的健康，就每年验 1 次胰岛素的分泌情况。可以这样说，在很大程度上，糖尿病的高危人群实际上就是高脂血症的潜在人群。对于胰岛素分泌不正常的人，不要一味看三酰甘油的参数，还要将低糖饮食贯穿于生活中，让胰岛素正常起来，这样三酰甘油本身才能降低。

当然，低糖饮食并不是让你从此远离谷物之类的高糖食物，毕竟人体的营养均衡才是王道。平时少量进食高糖食物，以低糖饮食为主的同时，减少脂肪的摄入，这样身体既不缺少糖分，又不缺少热量，也不会引起三酰甘油的大跳级，这才是真正健康的低糖饮食原则。

低盐饮食大大降低心血管疾病风险

低盐饮食是保证血管年轻、血液顺利通畅的前提。不管是高血压、高脂血症还是糖尿病患者，都有必要去减少自己饮食中的盐分。

不过，减盐可不那么容易，很多人都会说无咸无味无食欲。确实，近些年来，人们口味越来越重，甚至不咸不欢。那么，在我们的生活里，要如何来减盐，并让大家的口味不受影响呢？下面，我就告诉大家几个低盐饮食的小方法。

 **表面放盐法**：有时候一盘菜放少了盐往往吃不出滋味，那就可以选择在菜做好之后，将盐撒在表面上，这样可以不增加盐量，却直接刺激人的味蕾，从而增加食欲。

以调味料替换盐：在做一些凉拌菜的时候，可以选择不放盐，用番茄酱、芝麻酱、醋、胡椒粉类的调味料自身的味道来唤醒食欲，提升胃口。

以汤为主：汤比较清淡，又可以加很多食材进去，特别是菌菇类食材，不但提鲜，又非常有营养，还可以软化血管，是极好的减盐降脂食物。

色香味转移：充分利用蔬菜对于视觉的刺激，从颜色、形状、味道等方面来提升人们的感受，尽量多吃自身味道浓郁的蔬菜，比如茄子、香菜、青椒等，以菜味本身的味道转移咸味的缺失。

特别需要关注的饮食细节

有朋友这样和我抱怨：现在生活越来越好了，可是身体健康度却越来越低了。确实如此，特别是心脑血管类疾病，似乎一年比一年高发，而高脂血症则排在这类疾病的首位，其患病率高达46%。可是我们要反过来问：造成这种结果的原因又是什么呢？说到底其实还是不注重饮食。

● 食物的选择也有讲究

饮食细节莫过于食物的选择，对于高脂血症患者来说，哪样能吃，哪样不能吃，又该如何吃是非常严肃的问题。下面，我就告诉大家，在面对让人纠结的食物时，高脂血症患者应该如何选择。

谷物搭配，有益血管、肠胃

高脂血症患者都知道，谷物是高糖、高热量的食物，吃多了就会有患高脂血症的可能。但人是铁饭是钢，一顿不吃饿得慌。所以，不想挨饿就要讲究吃的方法了，只要能对谷物进行搭配，吃起来就不但没有负担，还能有益血管以及肠胃，这不是一举多得的好事吗？下面，我就告诉你谷物如何进行搭配。

首先，不同糖分、不同热量的谷物交换食用。这是什么意思呢？其实很简单，我们平时最常吃的就是大米了，可是大米的热量、含糖量都不低，如果摄入过量，就有可能让你发胖。但是，如果将主食中的大米不时与小米、玉米、面粉等谷物进行交换食用，营养就会更加均衡，还有益于血管和肠胃，从而减少疾病的发生。对于高脂血症患者更是如此，通过不同糖分不同热量食物的不断交换食用，可有效地控制血脂上升。

其次，粗粮一定要吃。一说到粗粮，很多人觉得口感不好，其实现在已经把粗粮加工得味道很好了，而且其营养成分又远远高过你天天食用的大米、白面，粗粮中的膳食纤维也是细粮所不能比的。比如荞麦，它的膳食纤维含量很高，其中所含的亚油酸对于降低胆固醇和血内脂肪有着非常大的帮助。荞麦不但能防止血管硬化还能清热解毒，开胃助消化。高粱、燕麦等粗粮也是如此，对高脂血症患者来说，这些食物可称为"药膳"。

最后，选择你爱吃的低糖、低热量谷物。有些人说："我吃不进高粱、荞麦这样的食物，实在是太难下咽了。"那么你完全可以选择适合自己口味的。热量、糖分含量相对较少的粗粮，比如芡实、大豆、薏米等，这些虽然不能像大米饭、馒头那样食用，却可做成粥，不是也一样让你肠胃顺畅、血管年轻吗？所以，只要从相对不好吃的粗粮中寻找适合自己口感的健康食材就可以了，不必要拘泥于那些被划定的食物。只有学会选择，你的身体才能从疾病中走出来。

无肉不欢，缺鱼不可

有病人这样问我："医生，我原本是无肉不欢的人，可是现在血脂超标，是不是就意味着从此要'禁肉'了呢？"相信这是很多高脂血症患者都关心的事。但我要告诉大家，只要你吃得对，只要你会吃肉，完全可以享受普通人的美好生活。只不过，这种会吃肉可不是所有人都明白的道理，在这里，我们就来看看高脂血症人群应该如何吃肉。

首先，吃肉很有必要。高脂血症患者经常会这样硬性地要求自己，不吃肉，不吃鱼，不吃蛋，从此苦行僧一般过着真正的素食生活。这种做法完全没有必要，因为人不但要治病，还要保证身体的营养平衡，所以这种几乎断绝任何营养的方法太绝对。高脂血症患者在吃肉的时候，可以选择鸡肉、牛腩、羊肉等相比猪肉低脂的肉类，同时减少一些用量，这样既补充了营养，又控制了血脂，是完全可行的方法。

其次，多食白肉好处多。所谓"白肉"，并不是我们现实中所理解的肥肉，而应该是那些颜色相对较浅、热量比较低的肉类。在这里，大家一定要区分开白肉与红肉的不同，通常猪、牛、羊等动物身上的肉都被称为红肉，而家禽类的鸡、鸭、鹅等则被定义为白肉。之所以多吃白肉，是因为白肉内的蛋白质含量较高，而红肉则饱和脂肪酸多。对于高脂血症的人来说，当然是多食蛋白质，少食饱和脂肪酸了。

最后，缺鱼不行。对于高脂血症患者、普通人都是一样的道理，我们除了无肉不欢，还要缺鱼不行，这才是真正合理、平衡的"鱼肉人生"。因为鱼肉中所含的不饱和脂肪酸最多，它不但脂肪少，热量也低，大部分鱼肉都被划于白肉范围。特别是鱼肉中丰富的不饱和脂肪酸能预防动脉粥样硬化，同时不会升高血脂，可谓既营养又养味。

一般情况下，高脂血症人群只要合理吃肉，合理吃鱼，想要控制血脂还是很简单的。所以，从现在开始，那些被"禁肉"的人就开始自己正确的无肉不欢、缺鱼不可的美好生活吧。

菌类、蔬菜和瓜果，降脂"三宝"

通过对高脂血症的了解，大家应该都明白了这样一个道理：少油多菜、低糖多纤维对于高脂血症最有帮助。确实没错，有研究表明，对于高脂血症患者来说，蔬菜、水果外加菌类食物，就相当于降脂"三宝"，不但营养足，味道也不错。下面，我们就一起来看看蔬菜、水果、菌类的降脂作用。

其实，蔬菜与水果可以合起来一起看待，因为水果中很多营养成分与蔬菜中的大抵相同。比如，两类食物中的水溶性纤维，就是最好的降胆固醇帮手。什么是水溶性纤维？顾名思义，就是可以溶解于水的膳食纤维，它具有一定的黏性，可以在肠道中吸收充足的水分，让体内的废弃物保持柔软度，从而促进有益菌的活性化，有利于肠道的健康。这类纤维中的某些成分可与胆固醇结合，使废弃物顺利排出体外，从而消耗掉体内的胆固醇含量。而食物中的大部分纤维都是不溶于水的，因此，水果、蔬菜中的水溶性纤维才更显得难能可贵。一般，魔芋、无花果、红枣、豆芽、花椰菜等水果、蔬菜中的水溶性纤维最多。

在菌类食物中，香菇、草菇、蘑菇等平价菇与那些野生的菌类没什么两样，都是高蛋白质、低脂肪食物，都含有丰富的天然维生素。特别是香菇，不但能防止体内脂质在动脉壁的沉积，它所含的香菇素还能降血压，如果用香菇泡水饮用，就可以起到降低血压的效果，所以，香菇是高脂血症患者非常理想的菌类食材。另外，那些木耳、灵芝之类的菌类，则可以降低血清胆固醇、三酰甘油、低密度脂蛋白，降低血黏度，改善血液状况。因此，只要在日常生活中多吃蔬菜、水果、菌类，就可以轻松地降血脂。

降脂食材表

蔬菜	水果	菌类
魔芋	山楂	香菇
茄子	梅子	灵芝
绿豆芽	无花果	木耳
大蒜	猕猴桃	草菇
花椰菜	香蕉	蘑菇
苦瓜	苹果	金针菇
番茄	荔枝	猴头菇
洋葱	柠檬	竹荪
韭菜	柑橘	杏鲍菇

海带做成汤，健康又降脂

海带是价格便宜又具有降脂效果的明星食材，因为在它的营养成分中，有着很丰富的预防动脉硬化的成分。其中，优质蛋白质以及不饱和脂肪酸、褐藻酸钠等成分，是降压、降脂、降胆固醇的有效物质；而碘元素则是治疗甲状腺功能低下的必需元素。当然，它的功效远非这些。下面，我们就看看海带对高脂血症的具体作用。

降压

海带中含有很丰富的钾盐、钙、海带氨酸等营养元素，这些元素可以降低胆固醇的吸收，能够使血液顺畅流通，降压的同时又促进血脂降低。

降脂

海带中的不饱和脂肪酸与膳食纤维能有效清除胆固醇在血管壁的附着，并促进排泄，减少脂肪的生成，既减肥又排脂，最有利于高脂血症患者减重、降脂。

降糖

海带富含岩藻多糖，但它能保持血糖指标不会上升，糖尿病人食用之后可在胰岛素缺少的情况下保持血糖正常。因此，海带中的岩藻多糖又是治疗糖尿病的有效物质。

防止心脑血管疾病

海带中有大量的 EPA，这是不饱和脂肪酸中的一种成分，这种物质可让血黏度降低，从而防止血管硬化，大大降低心脑血管疾病的发生。

以上种种，足以说明海带对于高脂血症有着极大的抑制与预防作用，所以平时一定要多吃一些。

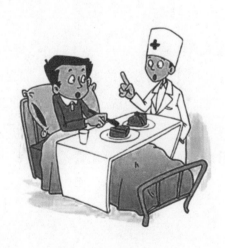

● 家庭饮食这样做，有效预防血脂升高

说起来，高脂血症患者对家里的饮食都相对注意。少吃肉，少吃油，多吃菜，但是，收到的效果往往微乎其微。这样不尽如人意的问题症结到底在哪里呢？其实还是在于吃的方法与选择上。为什么这样说呢？不如一起往下看。

高脂血症患者最好食用植物油

我的病人小林，从半年前查出有高脂血症，控制得一直不理想。他就问我："医生，我现在连肉都不吃了，怎么血脂还是降不下来呢？"在我问了他的饮食情况之后发现，原来小林是南方人，爱吃馄饨，不能吃肉馅的就吃素馅的。可每次在做馄饨汤时，都要加一大勺猪油进去。大家都知道，一勺猪油的胆固醇含量比一块猪肉的胆固醇含量高多了。

这其实关乎我们生活习惯的全面调整，当你放弃了吃肉的时候，是不是也同时关注到了食用油方面的调整呢？我们在日常生活中的油脂摄入大致可以分为两种：一是植物油，二是动物油。而大多数的动物油中，饱和脂肪酸都是非常高的，植物油则不同，特别是有些食材压榨出来的植物油，其不饱和脂肪酸非常高，对于心脑血管疾病有着很好的帮助。所以，高脂血症患者应该注意，在家里做菜时，最好选择植物油。

不过，同样是植物油，但它们的功效不尽相同。有些就会富含饱和脂肪酸，比如棕榈油、椰子油等，这类饱和脂肪酸超高的植物油可以让胆固醇水平增高，对于高脂血症患者来说是最不提倡使用的，应该将它们与动物油一样，统统控制在自己的饮食范围之外。

还有一类油被称为"单不饱和脂肪酸油脂"，比如橄榄油、山茶油等，它们所含的单不饱和脂肪酸是一种平性油脂，摄入这种油脂，胆固醇的水平可保持不变。但是，单不饱和脂肪酸对血清胆固醇水平有

重要影响，同时还能让载脂蛋白以及低密度脂蛋白胆固醇有明显下降。这也就是说，单不饱和脂肪酸油脂有着调节血脂、降低血脂的作用。

我们日常生活中吃得最多的油脂还是大豆油、花生油、玉米油等，这些油脂虽然比不上橄榄油，却也远远比棕榈油、动物油要好得多，因为它们含有多不饱和脂肪酸，这对于细胞活性、思维能力、血液循环都有着促进作用，是可以有效降低血液中的胆固醇及三酰甘油的。因此，对于高脂血症患者来说，平时在家里最好不要吃动物油脂及饱和脂肪酸类油脂，选择那些常见的植物油更有利于血脂的改善。

开荤可以，但要炖得久、切得小

总不吃肉会让人心情不好，特别是那些习惯了大口吃肉、大口喝酒的人。我有位病人就是如此。他平时喜欢吃肉，自从查出血脂高之后，就被家里给关了"禁闭"。他开始还能忍受，但慢慢就不行了，最后因为吃不到肉而与家人吵架，甚至自己偷偷去餐厅里吃。与其这样，还不如放开对高脂血症患者的管控，让他享受正常人的食肉生活。

只是，这并不是说高脂血症患者就可以毫无顾忌地大开"荤"戒，因为肥肉中的饱和脂肪酸含量非常高，只要放开了吃几顿，高脂血症患者体内的血清胆固醇就会迅速增高，其后果当然是病情加剧、症状加重了。所以，肉可以吃，但要吃得有节制、有方法，就如同我们前面说过的，可以改吃红肉为白肉，可以改吃大肉为大鱼。这样相对来说，结果会好一些，对高脂血症患者的身体也不会影响太多。

可有人就这样对我说："鸡肉、鱼肉不好吃，不如猪肉吃起来香。"这怎么办呢？要控制血脂，还要满足口腹之欲，那可就要让人纠结了。不过，高脂血症患者也不用太担心，你想吃肉可以，你想吃猪肉也没问题，但不要过于热衷肥肉，同时吃的方法很重要，那就是将猪肉切成小块，甚至是细丝、小丁来炖着吃，炖的时候一定要大火久炖，让肉内的油脂充分被"挤压"出来，这时再吃下去，副作用也就小得多了。

这是为什么呢？其实道理很简单。肉在经过长时间的炖煮之后，它所含的胆固醇有了明显的下降，而且其中的饱和脂肪酸也减少了30%~50%，反而是不饱和脂肪酸增加了。不过，在这里，大家应该记住一点，炖肉的时候，一定要一次性加足水量，中间不开盖，然后小火焖炖，只有如此，炖出来的肉才又鲜美又营养，而且经过长时间的炖煮更合老年人的口感，简直就是一举数得。当然，如果能在炖肉中加些海带、豆腐、魔芋之类的食材进去，那降脂的效果就明显显示出来了，高脂血症病人吃起肉来还有什么负担可言呢？不过要记住一点，肉汤不要喝，因为油脂都在汤里，喝肉汤容易增加体重，使血脂增高。

选择减少油脂的烹调方法

我经常和自己的病人说，患了高脂血症，除去在吃的时候掌握方式方法，在做菜的时候也应该考虑油脂的适量应用，只有这样才算是真正从源头上控制油脂的摄入。但很多家庭主妇都会抱怨，本来就从买菜上进行改变了，再从做菜的手法上来调整，不是太难为人了。真是这样吗？我倒感觉不会，因为减少做菜的油量，最根本的方法是改炸、炒、煎等高油方式为蒸、煮、炖等手法。这种手法不但能让做菜者更省心省力，还一点儿也不改变营养均衡，既能有效减少做菜的麻烦，又保持营养。我们何乐而不为呢？下面，我就跟大家讲几种最适合高脂血症患者的烹调方法。

⊙ 蒸

蒸食物是相当省事的一种做菜过程，就是直接将食材放在锅内利用水蒸气的高温将食物蒸熟。蒸的最大特点就在于可以保持食物的原汁原味，不流失营养成分，在烹调手法中是常用的一种，比如清蒸鱼。

⊙ 煮

煮与煲汤的性质相差不多，不用多少油，取食物放进水中，只要用大火、小火交替煮熟就行。这对于很多食材来说，有一定的局限性，但做汤、做主食都很不错，用油不多，口感很好。特别是将很多食物煮至酥烂浓稠，对于老年人来说最理想不过，比如南瓜羹。

炖

炖与煮的过程相差不多，但一般需要加适量油脂，在这里，我建议在炖食物的时候放少许植物油，然后依靠炖的食材自身来散发香味。而它有一个更好的特点，那就是多种不同的食材可以一起炖，这样口味就丰富多了，比如番茄炖牛腩。

拌

所谓"拌"，更多的是少去了开油锅、大火烹炒蔬菜的过程。可以将蔬菜放进开水中焯一下，然后放进盛器内，加适量调味料进行搅拌，放油可以选择少量的橄榄油或者麻油，味道好，口味清淡，最适合高脂血症患者食用，比如凉拌海带丝。

除了以上几种方法，还有煨、熬、煲等方式，其实都是相差不多的手法，其目的都是减去油脂烹炒的过程，从而在油脂上进行控制。对于高脂血症患者来说，这些方法都远远胜过炒、炸的制作，能轻松降低油脂的摄入量。

● 在外进餐时的点菜方法

现在生活节奏快，谁都难免在外用餐。可是高脂血症患者如果也在外面餐厅进餐，那菜肴就相对重口味了。这是因为餐厅为了吸引食客，在烹饪过程中都比较高油、高盐、高糖。经常进食这样的饭菜对血脂可没一点儿好处。在点菜的时候，高脂血症患者一定要学点方法。

菜色多样化，保证营养均衡

相信很多人都有这样的经历，因为工作，不得不缩短用餐时间，而且为了节省开销，又不得不凑和吃饱，不管早上、中午，动不动就是煎饼果子、葱油饼、盖浇饭。但这恰恰为油脂的过量摄入提供了方便之门，哪怕平时血脂不高，经常吃这样的饭菜，血脂也要超标。

相同的食物，烹饪方法的不同，致使患高脂血症、高血压的概率增加数倍。这很好理解，在烧菜的过程中多放点儿油，便会引起血脂的异常。因此，高脂血症患者在外进餐，点菜时一定要掌握以下几个方法，以免让自己平衡的血脂在无意中被提升了。

样式多样化

有人喜欢炸猪排，就餐餐吃，这样容易营养过剩不说，油脂绝对超标。而有的人则为省点儿钱，就经济实惠地吃一点儿了事，那营养既不全面又不会好吃，久而久之势必会造成身体的亏损。所以在点菜时应该遵守荤素搭配、有肉有菜的平衡方式，那些油腻的食物，能不点就尽量不要点了。但蔬菜、水果一定要跟上，动物肝脏类的食物1周不要超过2次，保证营养全面就足够了。

视菜而点

什么叫"视菜而点"？就是看菜的制作过程来考虑要不要点。有些菜是必须经过油炸之后才能成型的，比如糖醋小排、拔丝地瓜等。这些食物口感很好，可在制作时都要经过油锅炸一下才行，这就等于吃超量的油脂，自然要远离才妙。

"挑剔"进食

挑剔可不是为了让你挑好吃的，而是对菜色有一个全面的考虑。端上桌的菜，上面总会有一层亮亮的油，这时就可以和服务员要个空碗，用勺子将表面上的浮油撇掉。如果现实不允许自己这样做，就直接将油中捞出来的菜放进水杯里涮一下再吃。这种行为虽然会被人视为"挑剔"，但可以有效控制自己的血脂。

选择避免脂肪升高的安心食物

平时大家都忙，难得联系，好不容易出去聚个餐，就总想尽兴才行。这时，高脂血症患者就会很焦虑，这不能吃那不能吃，明显与大家格格不入，时间久了还可能引起同事、朋友的反感。与其这样有苦难言，高脂血症患者不如在吃菜的时候留个心眼，多吃些让自己安心的食物，保证脂肪不会增加，这样就会好多了。

老王就是采用这样的方法，每次出去与同事聚餐，他基本都会加一个凉拌菜，他自己这样说："我虽然在吃饭的时候少吃了点儿鱼和肉，可是回到家里安心了，脂肪不超标，我的血脂就不会上升，我也省去了跑医院的麻烦。"这应该就是高脂血症患者在外饮食的一种经验总结。不要总感觉不尽兴，那些大拌菜、五谷杂粮之类的食物，在某种程度上可以大大降低血脂上升的风险。此外，哪怕是吃了一点儿肉，如果能多吃点儿粗粮、拌菜，就能从中找补回来，自己也就安心多了。

还有一点大家应该记住，在外面吃饭，饭菜虽然香，但肯定都油、盐超高，这样的菜吃起来满足了口感却伤害了身体，血脂要忍不住往上弹跳了。所以在吃菜的时候，那些水煮类的、油炸类的，最好不要放在自己面前，而甜品类直接改换成清淡可口的小点心，吃起来既营养又安全。

另外，在外吃饭不要拼量，吃到七分饱，胃里不饿也就差不多了，要自己爱惜自己，那些粗粮、凉菜吃得太撑也有负担，少吃几口既能让肠胃顺畅，又能让血脂平稳，这样就省去了老想着验血脂之类的闹心事。

　　总之，在外吃饭，你就要打起十二分的精神，仔细为那些菜品过滤一下：精细的甜品远不及容易消化的杂粮包；而香酥、烤肉类则不如时蔬；如果吃热菜，那就尽量冲着清蒸的、白煮的下口吧，红烧类、油煎类能不吃就不吃。这样才符合高脂血症患者的饮食规则，同时也减少了高油、高盐、高糖想要"依附"于你的机会。

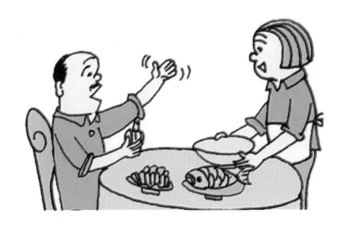

● 高脂血症患者饮食的多与少

很多高脂血症患者都有这样的烦恼：哪些食物可以多吃，哪些食物又要少吃，哪些食物不能吃。这些问题实在麻烦，一不小心，就有可能引起血脂的异常。

这些食物高脂血症患者可以多吃

谷物类：燕麦、薏米、荞麦、玉米、高粱米等。

搭配法则：应把握粗细搭配的方法，平时细面、精米食用不可过量，与燕麦、荞麦等粗粮进行搭配食用，其中的水溶性纤维可有效保持血脂平衡。

豆类：黄豆、绿豆、赤豆以及豆制品等。

搭配法则：可将绿豆、赤豆等与大米同煮，黄豆用来煲汤；而豆制品类的豆腐、豆皮等食物则多入菜，能帮助血清胆固醇、三酰甘油、低密度脂蛋白水平下降。

肉类：鸡肉、鱼肉、鸭肉、兔肉以及海产品等。

搭配法则：肥肉要少量摄入，猪肉尽量少吃，多吃禽类以及海产品，特别是深海鱼类，其中含有丰富的不饱和脂肪酸，对降脂、防止动脉粥样硬化有很大帮助。

蔬菜类：大蒜、茄子、海带、韭菜、生姜、芹菜、山药、番茄、莴苣、洋葱等。

搭配法则：高脂血症患者可吃的蔬菜非常多，可每日不断翻新花样，以供体内营养平衡。多摄入蔬菜可减少主食的摄入量，从而降低血脂。以每日摄入 500 克为宜。

菌类：木耳、香菇、竹荪、猴头菇等。

搭配法则：菌类食物每日的食用量可占蔬菜的 1/3 左右，它所含的降脂、降胆固醇物质非常丰富，同时更能调节人体新陈代谢，适合每日食用。

水果类：香蕉、苹果、山楂、柑橘、红枣等。

搭配法则：高脂血症患者在吃水果的时候，应该选择富含维生素C、维生素E的食物，因为这些营养素具有软化血管的能力。每日饭后食用可帮助消除脂肪。

干果类：杏仁、白果、栗子、桂圆、莲子等。

搭配法则：干果中含有很丰富的促进心血管健康的营养物质，能吸收胆固醇、降脂、保护血管。

茶饮：决明子、乌龙茶、绿茶等。

搭配法则：茶中有很多利于消脂、降脂、减重的成分，平时高脂血症患者可以多喝茶；同时建议多种茶共煮饮用，比如山楂、乌龙茶、决明子、生首乌一起煮茶，就有很好的降脂作用。

这些食物高脂血症患者要少吃

动物类：肥肉、内脏、脊髓、动物脂肪等。

搭配法则：这类食物的胆固醇含量极高，高脂血症患者一定要少吃，偶尔食用应配合富含膳食纤维的食物以及消脂的水果。一般1周食用不应超过1次，1次不宜超过50克。

蛋类：蛋黄、咸蛋、鹌鹑蛋等。

搭配法则：蛋类的营养虽然丰富，但只能适量食用，被腌制过的蛋胆固醇高，盐分高。而蛋黄的胆固醇含量也很高，1个蛋黄的胆固醇含量达到1 500毫克。所以1周最多食用3个鸡蛋，以免血脂超标。

海产类：蟹黄、鱼籽、河蚌、鱿鱼、墨鱼等。

搭配法则：对高脂血症患者来说，这些东西虽然不是一刀切式的忌口，但也要尽量减少食用，可以在吃的时候加入相应降脂的蔬菜，比如芹菜、荠菜等。每周不可超过2次。

甜品类：奶油蛋糕、各式甜点、巧克力、蜜饯、冰淇淋等。

搭配法则：食用奶油蛋糕时应该将奶油部分去除，并减少巧克力等甜腻食物的摄入，1周的量不应该超过30克；在食用时可与茶饮同时使用，比如绿茶、乌龙茶等，能很好地促进血液循环，预防血管硬化。

坚果类：花生、榛子、核桃等。

搭配法则：虽然坚果类食物富含不饱和脂肪酸，对血脂有益，但其含油量也相对较多，不容易消耗。所以不建议高脂血症患者多吃，每日食用3~5粒即可，以细嚼慢咽的方式进食；一次不应食用超过两种以上坚果。

食用油：棕榈油、黄油、羊油、牛油等。

搭配法则：这样的油品都含有大量饱和脂肪酸，不利于高脂血症患者，但适量食用对身体无害，因此，每天动物性油脂要少量食用，保持在10克左右为宜。

调味料：白糖、淀粉、沙拉酱、食盐、味精等。

搭配法则：调味品是每个人都需要的食物，但高脂血症患者应该低盐、低糖、低热量，所以要少量食用调味品，以免血脂飙升；在做菜的时候，可以通过减量、代替等原则进行食用，比如酱油代替盐、醋代替沙拉酱等。

高脂血症患者必知的饮食禁忌

➡ 第一，烟酒都戒掉

烟和酒是心脑血管疾病的大忌，尼古丁和酒精都会让心率增快，血管收缩，加速动脉硬化。这是因为尼古丁、酒精可以杀死体内有益菌，还能促使胆固醇在动脉的沉积，从而让血管流量变窄，不利于血液循环。长期大量地吸烟、喝酒，就会加大患心肌梗死、脑卒中的风险。而且，在这里一定要特别说明，对二手烟，我们也要学会拒绝。

 第二，拒绝"三高"

这里的"三高"就是指高盐、高糖、高脂肪。所有的高脂血症患者对此都不陌生，但却很少能规范自己。但为了胆固醇、三酰甘油的平衡，高脂血症患者一定要拒绝这"三高"的诱惑，特别是腊肠、熏肉之类，能不碰尽量不碰，否则，高盐、高糖、高脂肪的危害就是让你血压上升，体型发胖，血管脆弱，最终导致高脂血症的发生、发展。

 第三，浓茶不利健康

虽然说高脂血症患者常喝茶对降脂有好处，但却不应该喝浓茶，特别是浓浓的红茶，其中高含量的茶碱可以让大脑兴奋、心跳加速，这就会使得血压上升，从而加大血管的压力，为健康带来隐患。最好的方法是喝清淡的茶饮，比如绿茶、普洱茶等。

 第四，鸡汤喝不得

鸡肉对于高脂血症患者比较适合，但浓郁的鸡汤就不适宜了，这是因为鸡汤中的胆固醇含量相对较高，如果常喝鸡汤，则不但不利于血脂下降，还有可能引起高血压、肥胖症，这显然是对高脂血症没有任何好处的。为了降脂，高脂血症患者就将鲜香的鸡汤排除在自己饮食行列之外吧。

科学进补，防治高脂血症的营养素

对于高脂血症，有七大营养素是必不可缺的进补项。它们在生活中虽然很常见，可总是引不起人们足够的重视。下面，我们不妨看看这七大营养素的具体作用，它们对于高脂血症意味着什么，又从哪里可以补充。

● 膳食纤维

膳食纤维是人类营养目标中排名第七的营养素，但它相比蛋白质、脂肪等重要元素，作用一样不容小觑。因为它可以刺激肠道蠕动，清洁肠道，阻止有毒物质被肠道吸收，从而减少结肠癌的发生率。不仅如此，它对于高脂血症、高血压、心脑血管等疾病有着非常重要的意义，膳食纤维是高脂血症患者不可或缺的营养元素。

营养功能：降血脂，清胆固醇

膳食纤维又被分成两类，一类是可溶性纤维，一类是不可溶性纤维，它们对于人体的一些慢性疾病有着预防和保健作用。而在众多的作用当中，降血脂、清胆固醇的功效又极为明显，对高脂血症患者来说，膳食纤维是非常重要的营养素。

之所以如此，就是因为食物中的膳食纤维可以有效地减少人体对于胆固醇的吸收，它能结合胆固醇以及胆汁酸，加速将其排出体外，从而有力地阻碍了胆固醇在肠、肝等处的循环与沉积。膳食纤维在胃中体积膨胀，容易让人产生饱腹感，从而减少进食量，能有效控制血糖和血脂。膳食纤维进入肠道中，可刺激肠道蠕动，加速大便的排出，从而减缓人体对葡萄糖和胆固醇的吸收。

所以，对于高脂血症患者来说，膳食纤维是不可少的营养元素，对于保持血脂平衡有着不可忽略的重要意义。健康的成年人，每天必须摄入 35 克左右的膳食纤维才最理想。对老年人来说，一天当中有一餐食用高膳食纤维的食物，就可大大降低血脂增高的风险。

富含膳食纤维的食物

豆类：黄豆、黑豆、赤小豆、绿豆、毛豆、豌豆等。

蔬菜：菠菜、牛蒡、黄秋葵、茄子、大蒜、胡萝卜、海带、玉米笋、苋菜、花菜、南瓜、蒟蒻等。

水果：草莓、柿子、杧果、香蕉、甜橙、梨、西瓜、橘子、番石榴、李子等。

五谷：大麦、玉米、燕麦、荞麦、薏米、高粱等。

● 维生素 C

维生素 C 在大家的眼里是美容的好东西，除了美白、祛斑等常规用途，还能预防感冒，帮助强化骨骼生长发育，比如对于正在发育中的孩子来说，充足的维生素 C 能加强和巩固牙齿、牙龈以及骨骼，提高身体免疫力。除去以上几个方面，当然还有对高脂血症患者的帮助。

营养功能：降脂，增强免疫力

维生素 C 能够防止胆固醇在动脉内壁沉积，还能溶解已沉积在血管壁上的动脉粥样硬化斑块。维生素 C 可增加好胆固醇的含量，促进坏胆固醇的代谢，降低三酰甘油的含量。维生素 C 能够增强机体抵抗力，使高脂血症患者能够抵挡疾病的侵扰。

高脂血症患者可以在日常生活中多食用富含维生素 C 的食物，从而减少血管的病变，促进血液的通畅循环。不过，维生素 C 一般多存在于水果与蔬菜中，平时只有多吃水果和蔬菜，才能有效补充维生素 C 的含量。

富含维生素 C 的食物

蔬菜：青椒、黄瓜、小白菜、红辣椒、芥菜、茼蒿、苦瓜、花椰菜、西蓝花、青菜、韭菜、菠菜、西红柿、香菇、白萝卜、卷心菜、马铃薯、荠菜等。

水果：山楂、柑橘、猕猴桃、沙棘、红枣、无花果、葡萄、枇杷、橙子、柠檬、草莓、苹果、杏、樱桃、蓝莓、橘子、菠萝等。

● 维生素 E

维生素 E 是少有的天然脂溶性维生素，可以保护体内易氧化的物质，从而减少衰老及疾病的发生。有研究证明，维生素 E 可以对幽门螺旋杆菌的生长产生抵制作用，让胃黏膜抵抗力增强，从而大大降低溃疡的反复发作，其修复功能可见一斑。当然，这并不是维生素 E 的全部用途，它对高脂血症还有着你想不到的作用。

营养功能：避免低密度脂蛋白氧化

对高脂血症患者来说，维生素 E 的主要营养功能在于避免低密度脂蛋白的氧化，这也就保证了人体血管的年轻化，从而减少动脉粥样硬化的发生。这是因为低密度脂蛋白会把人体的胆固醇从肝脏输送到全身，同时，高密度脂蛋白则将胆固醇送回到肝脏进行代谢。当低密度脂蛋白的氧化得到抑制之后，也就减少了胆固醇大量积滞于动脉血管壁的机会。从而使动脉粥样硬化的风险减少，发生冠心病的可能降低。所以维生素 E 是高脂血症人群消灭坏胆固醇的有力助手。维生素 E 还具有抗凝功能，能帮助血液顺利地流过有脂肪斑的血管。

富含维生素 E 的食物

五谷类：核桃、花生、玉米、大豆、芝麻等。

油脂类：玉米油、花生油、芝麻油、棉籽油、麦胚芽油、葵花籽油、米糠油等。

蔬菜类：番茄、胡萝卜、莴苣、花椰菜、油菜、卷心菜、辣椒、芹菜、豆芽、甘蓝、山药、豌豆等。

水果：猕猴桃、柑橘、葡萄、樱桃、草莓、梨、柠檬、荔枝、杧果、苹果、菠萝等。

● 锌

微量元素锌的意义重大，它在人体的生长发育过程中占有很重要的位置，人体生殖系统、内分泌系统、免疫系统等都离不开锌元素。因此，它被人们形象地称为"智力元素""生命之花"。在治疗高脂血症方面，锌元素也起到了很大的改善作用。

营养功能：有利于血脂代谢

人体脂肪、蛋白质、碳水化合物的代谢，离不开酶的参与，而很多种酶的合成都离不开锌。因此，人体想要提升体内代谢，就必须仰仗于锌元素。其实不仅仅是脂肪的代谢依赖于锌，身体内影响血脂健康的胆固醇、三酰甘油以及高、低密度脂蛋白以及载脂蛋白的代谢都与锌息息相关。锌对酶的合成以及对身体内分泌、生长的促进，都是有益于血脂代谢的基础。当人体处于正常生理代谢的时候，血脂才会保持平衡。

体内缺乏锌元素时，会令体内高密度脂蛋白这种好的胆固醇被降低，从而造成了相应坏胆固醇的清除困难。同时，缺少了锌元素的脂质氧化反应会被加强，这也就让脂质代谢产生障碍。所以锌能帮助高密度脂蛋白保持较高水平，同时让脂质代谢提升。

不过，锌元素虽然有益于血脂的代谢，但摄入却不能超标。有研究发现，当人体锌含量超标时，就会抑制抗氧化的功能，从而让脂类的代谢变弱，这样反而容易形成动脉粥样硬化。可见，不管锌的营养功能多强大，摄入还要保持适量才行。

富含锌的食物

蔬菜类：海带、白菜、白萝卜、茄子、甘蓝、花椰菜等。

鱼肉类：牡蛎、牛肉、黄鱼、生蚝、瘦肉、扇贝、虾等。

水果类：苹果、荔枝、栗子、柿子、黑枣、酸枣、桃子等。

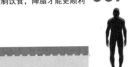

降脂明星食材

● 谷薯类

建议食用量：每天 100 克。

→ 对降脂的好处

玉米中的精华部位——玉米胚中含有大量的亚油酸，对人体有益。因为亚油酸能够清除血液中对身体有害的胆固醇，加快体内胆固醇的代谢、防止动脉硬化，在一定程度上能够降低血脂。

→ 降脂最好这样吃

食用变质玉米会导致癌变。玉米很容易被黄曲霉素污染变质，所以日常储存玉米都应该放在干燥、通风的地方。

→ 降脂食谱推荐——鸡蓉玉米羹

用料：玉米 100 克，豌豆 100 克，鸡肉 200 克，芡粉适量，鸡精、香油适量。

做法：1. 将鸡肉剁碎，将鸡肉丁和豌豆一起翻炒。

2. 倒入 1 碗水，喜欢浓汤的可以少兑点水。

3. 加入玉米，勾芡，放入鸡精，煮开后放点香油，小火煮一会儿盛起。

功效：玉米能够开胃、利尿、软化血管，对高脂血症患者而言，可以缓解病情。

影响血脂的营养素含量表（以 100 克食物为例）

可食部		三大营养素				维生素				矿物质			
100克玉米（黄,干）	热量	胆固醇	脂肪	糖类	蛋白质	膳食纤维	维生素C	烟酸	维生素E	胡萝卜素	钾	钙	钠	镁
	1402千焦	–	3.8克	73克	8.7克	6.4克	–	2.5毫克	3.89毫克	100毫克	300毫克	14毫克	3.3毫克	96毫克

燕麦 **建议食用量：每天 50 克。**

→ 对降脂的好处

燕麦中的膳食纤维是水溶性膳食纤维，能够更好地被肠胃吸收，还能促进肠道的蠕动和肠胃的消化，能有效地清除肠胃中沉积的食物。从药用价值来看，燕麦能够降血脂、降血压，对于心脏疾病还有明显的医疗价值和保健效果。燕麦中含有丰富的亚油酸，亚油酸在体内能够减少血管部位胆固醇的沉积，起到降低血脂的效果。对于动脉粥样硬化性冠心病患者来说，燕麦能够有效地改善病情。

→ 降脂最好这样吃

一般人都可食用，更适合中老年人。但每餐不宜食用过多，食用燕麦 1 次不宜超过 50 克，否则易造成胃痉挛或腹部胀气。肠道敏感的人也不宜吃太多，以免引起胀气。

→ 降脂食谱推荐——水果麦片营养粥

用料：燕麦 120 克，猕猴桃 1 个，火龙果 1 个，草莓 3 颗。

做法：1. 将麦片加水浸泡 30 分钟，用锅煮熟。

2. 把水果分别洗干净，切成大小均匀的丁。

3. 将水果倒入粥中拌匀，继续煮 5 分钟即可。

功效：燕麦片可以煮食，作为早餐食用。燕麦既能提供充足的能量，又能促进肠道蠕动，清除宿便。

影响血脂的营养素含量表（以 100 克食物为例）

可食部			三大营养素				维生素				矿物质			
	热量	胆固醇	脂肪	糖类	蛋白质	膳食纤维	维生素C	烟酸	维生素E	胡萝卜素	钾	钙	钠	镁
100克	1536千焦	–	6.7克	66.9克	15克	5.3克	–	1.2毫克	3.07毫克	–	214毫克	186毫克	3.7毫克	177毫克

荞麦　建议食用量：每天 50 克。

→ **对降脂的好处**

荞麦磨碎制成的面粉是我们最常见的荞麦加工食品，而荞麦粉能够降低血液中胆固醇的含量，对于高脂血症患者而言，能够缓解病情；对于脂肪肝患者而言，能够降低肝脏脂肪含量。因为荞麦中含有钙、镁、铁、维生素 B_1 和芸香苷等有效成分，所以荞麦能够帮助高脂血症患者、心脑血管疾病患者降低血脂、缓解症状。

→ **降脂最好这样吃**

荞麦宜与蜂蜜同食。将二者用水调服，有止咳、引气下行的功效，是止咳常用的食疗方。

脾胃虚寒，或者消化功能不好、经常腹泻的人不宜食用，体质容易过敏的人也不宜食用。

→ **降脂食谱推荐——荞麦蔬菜汤**

用料：番茄 2 个，土豆 1 个，胡萝卜 1 个，荞麦面 500 克，食用油适量。

做法：1. 将番茄去皮，切成小块，土豆去皮切成小块，胡萝卜切成小块。

2. 将番茄、土豆、胡萝卜放入锅中加入油炒 10 分钟。

3. 加入荞麦面和水，煮熟加调料即可。

功效：荞麦中含有的丰富的荞麦碱、芸香苷、烟酸等，还富含矿物质元素，对于现代人常见疾病高血压、高脂血症等有预防、保健作用。

影响血脂的营养素含量表（以 100 克食物为例）

可食部		三大营养素				维生素				矿物质			
	热量	胆固醇	脂肪	糖类	蛋白质	膳食纤维	维生素C	烟酸	维生素E	胡萝卜素	钾	钙	钠	镁
100 克	1356 千焦	—	2.3 克	73 克	9.3 克	6.5 克	—	2.2 毫克	4.4 毫克	20 毫克	401 毫克	47 毫克	4.7 毫克	258 毫克

 **薏米** **建议食用量：每天 50 克。**

对降脂的好处

薏米含有丰富的水溶纤维，这种纤维能够促进消化，尤其是促进脂肪分解、消化。所以，薏米能够使人体血液中的脂肪含量下降，起到降血脂的效果。薏米中含有不饱和脂肪酸，其中最主要是亚麻油酸，它在人体内能够抑制正常细胞病变成癌细胞，阻止癌细胞的增长。

降脂最好这样吃

薏米宜与冬瓜同食，二者都有祛湿、利水的功效，一起煲汤食用，既可佐餐，又能利湿，适合高脂血症患者夏天常食。

薏米性寒，对于孕妇和体质偏寒的人来说，要慎重食用。尿频的人尤其要避免食用薏米。

降脂食谱推荐——薏米炖排骨

用料：薏米 50 克，排骨 500 克，生姜半个，料酒、食盐、鸡精适量。

做法：1. 将薏米淘洗干净、泡发，生姜切片，将排骨洗好，放入水中煮开，撇去浮沫，然后捞出沥干水分。

2. 把排骨、薏米、生姜放入锅中，加水，倒入料酒，盖盖煮。

3. 开锅看是否炖烂，炖烂就可以放入食盐、鸡精，起锅即可食用。

功效：薏米能够利尿、降血压。薏米中丰富的水溶纤维能够缓解高血压、高脂血症的症状。

影响血脂的营养素含量表（以 100 克食物为例）

可食部	三大营养素					维生素				矿物质			
	热量	胆固醇	脂肪	糖类	蛋白质	膳食纤维	维生素C	烟酸	维生素E	胡萝卜素	钾	钙	钠	镁
100克	1569千焦	－	3.3克	71.1克	12.8克	2克	－	2毫克	2.08毫克	－	238毫克	42毫克	3.6毫克	88毫克

黑米　建议食用量：每天 50 克。

对降脂的好处

黑米中最具有营养价值的黑米皮能够有效降低血脂、抑制血管中动脉粥样硬化的发生。黑米皮是黑米最精华的部分，所以，如果想通过食用黑米起到降血脂作用，那么，一定要选择未经过精细加工的黑米，因为这样的黑米能够最大限度地保持黑米皮营养的完整。

降脂最好这样吃

黑米粒外部有坚韧的种皮包裹，不易煮烂，故黑米应先浸泡一夜再煮。病后消化能力弱的人不宜急于吃黑米，可吃些紫米来调养。

降脂食谱推荐——花生黑米浆

用料：黑米 100 克，花生 50 克，白糖 30 克。

做法：1.将花生、黑米泡一晚上，然后洗干净，倒入豆浆机。

2.加入适量的水，启动五谷豆浆键。

3.不用过滤，倒入杯中，趁热加白糖搅匀即可。

功效：黑米营养价值高，不仅适合做豆浆，还适合酿酒、煮粥等。黑米能够滋阴补肾、降低血脂。

影响血脂的营养素含量表（以 100 克食物为例）

可食部		三大营养素				维生素				矿物质			
	热量	胆固醇	脂肪	糖类	蛋白质	膳食纤维	维生素C	烟酸	维生素E	胡萝卜素	钾	钙	钠	镁
100克	1394千焦	—	2.5克	72.2克	9.4克	3.9克	—	7.9毫克	0.22毫克	—	256毫克	12毫克	7.1毫克	147毫克

红薯 **建议食用量：每天 100 克。**

➡ 对降脂的好处

红薯中的膳食纤维比较多，对促进胃肠蠕动和防止便秘非常有益，也可助胆固醇排泄。红薯中丰富的胡萝卜素是一种有效的抗氧化剂，可抑制低密度脂蛋白发生氧化而在血管壁沉积，也有助于清除体内的自由基。另外，红薯所含的热量低，仅为大米的 1/3，食用红薯不至于发胖，适合高血脂肥胖者。

➡ 降脂最好这样吃

红薯发芽时，芽附近的组织中含有剧毒，所以不能食用发芽的红薯。长了黑斑的红薯也不能食用，黑斑红薯即使经过高温加工，也容易造成中毒。

➡ 降脂食谱推荐——红薯银耳羹

用料：红薯 120 克，银耳 20 克，枸杞 20 克，冰糖 30 克。

做法：1. 将红薯洗干净切成小块备用，银耳泡发，撕成小朵。

2. 银耳、枸杞倒入煲罐中，加入冷水，大火煮开，小火慢炖 20 分钟，加入红薯。

3. 炖 15 分钟，再加入冰糖，炖 10 分钟即可。

功效：红薯的皮虽然看起来粗糙，但是含有有效的抗癌成分，食用时最好不要削皮。

影响血脂的营养素含量表（以 100 克食物为例）

可食部			三大营养素				维生素				矿物质			
	热量	胆固醇	脂肪	糖类	蛋白质	膳食纤维	维生素C	烟酸	维生素E	胡萝卜素	钾	钙	钠	镁
90 克	414 千焦	—	0.2 克	24.7 克	1.1 克	1.6 克	26 毫克	0.6 毫克	0.28 毫克	750 毫克	130 毫克	23 毫克	28.5 毫克	12 毫克

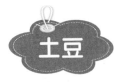 **土豆**　　**建议食用量：每天 150 克。**

➡ **对降脂的好处**

土豆含有丰富的纤维素和钾，纤维素能够促使肠道蠕动、促进消化，使肠道中沉积的油脂被清理出去。而作为高钾食物的土豆，被人们食用之后，钾能够在体内促进排尿，加快体内多余钠的排出，从而降低血液浓度，起到降血脂的效果。

➡ **降脂最好这样吃**

土豆在切丝或者切片之后，常常会因为发生氧化反应变黑，所以很多人喜欢将土豆浸泡在水里保持新鲜，但是土豆在水中浸泡时间过长，可能造成水溶性纤维素的大量流失。所以，为了保证土豆丰富的营养价值，浸泡土豆的时间不宜过长。

➡ **降脂食谱推荐——糖醋土豆片**

用料：土豆 2 个，冰糖 100 克、食用油适量。

做法：1. 将土豆去皮切成片，用清水浸泡，捞出，控干水分。

2. 待锅中油烧至八成热，将土豆片下锅，炸成金黄色捞出备用。

3. 锅中放入敲碎的冰糖和少许水，熬到糖变黏稠时加入少量白醋。

4. 放入土豆片，小火翻炒均匀即可。

功效：土豆虽然含有大量的淀粉和糖分，但是不会使人发胖。不但如此，土豆还能够促进人体排尿、排便，很好地清理肠胃，使人保持窈窕的身材。

影响血脂的营养素含量表（以 100 克食物为例）

可食部			三大营养素				维生素				矿物质			
	热量	胆固醇	脂肪	糖类	蛋白质	膳食纤维	维生素C	烟酸	维生素E	胡萝卜素	钾	钙	钠	镁
94克	318千焦	–	0.2克	17.2克	2克	0.7克	27毫克	1.1毫克	0.34毫克	30毫克	342毫克	8毫克	2.7毫克	23毫克

● 豆类

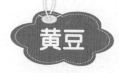 **黄豆**　**建议食用量：每天 60 克。**

➡ 对降脂的好处

黄豆含有大量的不饱和脂肪酸，尤其是亚麻油酸。亚麻油酸是能够很好地被人体吸收的优质脂肪，它还能抑制血液中胆固醇的含量，所以通过食用黄豆能够改善高脂血症的症状。不仅如此，黄豆还被发现能够缓解高血压、身体动脉粥样硬化等多种疾病症状。

➡ 降脂最好这样吃

醋泡黄豆是最佳的降脂食用方法，因为醋本身也有降低血脂的效果。黄豆在消化过程中会因产生气体而造成胀肚，消化功能不良以及有慢性消化道疾病的患者应少食。

➡ 降脂食谱推荐——黄豆炖鸡

原料：鸡 1 只，黄豆 20 克，葱段、姜片、米醋、盐各适量。

做法：1. 鸡洗净切块，焯水。锅里放适量油，加葱、姜煸炒后捞出，再放鸡块，加米醋翻炒入味。

2. 将黄豆入锅，加足量的水，再重新放入葱段、姜片、盐，烧开后，用小火焖煮 1 小时至鸡肉脱骨即可。

功效：黄豆中的蛋白质含量特别高，而且品质优良，能够很好地被人体吸收。

影响血脂的营养素含量表（以 100 克食物为例）

可食部	三大营养素					维生素				矿物质			
	热量	胆固醇	脂肪	糖类	蛋白质	膳食纤维	维生素C	烟酸	维生素E	胡萝卜素	钾	钙	钠	镁
100克	1502千焦	–	16克	34.2克	35克	15.5克	–	2.1毫克	18.9毫克	220毫克	1503毫克	191毫克	2.2毫克	199毫克

绿豆 建议食用量：每天 50 克。

对降脂的好处

人们在燥热的环境下容易因为排汗而流失人体所需的矿物质元素，从而出现心慌、烦躁等中暑症状，而绿豆中的维生素和矿物质元素，能够快速有效地为人体补充流失的这些营养成分。绿豆中含有植物甾醇，植物甾醇能够使胆固醇酯化反应减少，从而减少人体吸收胆固醇的量，达到降低血清中胆固醇的作用。

降脂最好这样吃

体质偏寒的人不适合吃绿豆，过多地食用绿豆很可能使身体更加虚弱。绿豆的解毒效果比较明显，有鉴于此，正在服药的患者应该避免食用绿豆制品，以免影响药效。

降脂食谱推荐——菊花绿豆浆

用料：绿豆 70 克，白糖 30 克，菊花 15 克。

做法：1. 将绿豆淘洗干净，泡发。

2. 将菊花用开水冲泡 10 分钟，将泡好的菊花茶水倒入豆浆机。

3. 再倒入绿豆，用豆浆机打成豆浆。趁热加入白糖，凉后放置冰箱中冷藏或直接饮用。

功效：绿豆和菊花都能够清热解暑，能在燥热的暑期为人们解除烦闷。

影响血脂的营养素含量表（以 100 克食物为例）

可食部	三大营养素					维生素				矿物质			
	热量	胆固醇	脂肪	糖类	蛋白质	膳食纤维	维生素C	烟酸	维生素E	胡萝卜素	钾	钙	钠	镁
100克	1322千焦	-	0.8克	62克	21.6克	6.4克	-	2毫克	10.95毫克	130毫克	787毫克	81毫克	3.2毫克	125毫克

 **黑豆** 建议食用量：每天 10 克。

对降脂的好处

黑豆含有丰富的蛋白质和维生素、纤维素，食用黑豆能够加快肠胃的蠕动，改善便秘症状。黑豆含有丰富的不饱和脂肪酸和植物固醇，可有效避免人体内胆固醇的堆积，预防动脉血管的硬化。

降脂最好这样吃

黑豆吃多了容易积食，应该避免频繁食用。黑豆性暖，吃多了容易上火，对于肠胃功能不好、常常积食、消化不良的老年人来说，尤其应该避免过多食用黑豆。

降脂食谱推荐——黑豆蛋酒汤

用料：黑豆 100 克，红糖 30 克，米酒 100 克，土鸡蛋 2 个。

做法：1. 将黑豆淘洗干净，泡发。土鸡蛋刷洗干净备用。

2. 将黑豆和鸡蛋放在锅中，加入 2 碗水煮沸，改小火煮。鸡蛋煮熟后捞出剥壳，继续放入锅内和黑豆一起煮。

3. 黑豆煮熟后，加入米酒炖半个小时。趁热加入红糖，关火后就可以食用。

功效：黑豆能够帮助人们吸收矿物质元素，尤其是铁元素，所以贫血的老年人可以多食用黑豆蛋酒汤。

影响血脂的营养素含量表（以 100 克食物为例）

可食部			三大营养素				维生素				矿物质			
	热量	胆固醇	脂肪	糖类	蛋白质	膳食纤维	维生素C	烟酸	维生素E	胡萝卜素	钾	钙	钠	镁
100克	1594千焦	—	15.9克	33.6克	36克	10.2克	—	2毫克	17.3毫克	30毫克	1377毫克	224毫克	3毫克	243毫克

● 蔬菜类

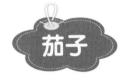

建议食用量：每天 100 克。

➡ 对降脂的好处

茄子皮里含有大量的维生素，尤其是维生素 B 和维生素 C，后者能够起到抗氧化的作用。茄子中含有龙葵碱，能够有效地抑制细胞的癌变，起到防治癌症的作用。而茄子的保健价值也非常突出，茄子对于降血脂、防治血栓等都有非常明显的改善作用。

➡ 降脂最好这样吃

茄子中含有龙葵碱，食用过量的茄子可能会刺激人体的肠胃，严重的甚至可能麻痹呼吸系统，导致呼吸困难，出现中毒窒息的现象。消化不良，容易腹泻的人，不宜多吃茄子。

➡ 降脂食谱推荐——香辣蒜泥茄子

用料：红尖椒 50 克，油 30 克，茄子 500 克，大蒜、盐、生抽、鸡精、香油、香醋各适量。

做法：1. 将茄子用淡盐水洗干净，撕成长条，放在蒸屉上蒸熟。

2. 尖椒切成丁，大蒜拍碎切成泥，倒入盐、生抽、鸡精、香油、香醋，搅拌均匀。

3. 将制作好的酱料淋在蒸好的茄子上，撒上尖椒丁即可。

功效：茄子中含有多种维生素，能够有效地抗氧化、利尿排便。

影响血脂的营养素含量表（以 100 克食物为例）

可食部			三大营养素				维生素				矿物质			
	热量	胆固醇	脂肪	糖类	蛋白质	膳食纤维	维生素C	烟酸	维生素E	胡萝卜素	钾	钙	钠	镁
93克	88千焦	—	0.2克	4.9克	1.1克	1.3克	5毫克	0.6毫克	1.13毫克	50毫克	142毫克	24毫克	5.4毫克	13毫克

芹菜

建议食用量：每天 150 克。

对降脂的好处

芹菜味道芳香，其中的香味来自芹菜中的挥发性芳香油，挥发性芳香油不仅可以增加食欲，还能提神醒脑。和它作用相同的还有芹菜苷、佛手柑内酯，它们都存在于芹菜的叶茎内，能够缓解高血压、动脉粥样硬化患者的病情。芹菜中还含有大量的纤维素，能够刺激肠胃正常运作，快速改善身体状况。芹菜中还含有人体必需的矿物质元素铁，能够补充人体内铁的含量，起到补血、防治贫血的作用。

降脂最好这样吃

芹菜叶中含有丰富的营养，烹调时最好保留鲜嫩的叶子，避免浪费。芹菜烹调时不宜炒得太烂，以免多种维生素和无机盐流失。脾胃虚寒的人不宜过多食用芹菜。

降脂食谱推荐——香干芹菜

用料：芹菜 300 克，香干 120 克，食盐、植物油、味精各适量。

做法：1. 在平底锅内放油烧热，倒入切好的香干，进行翻炒。

2. 芹菜切片，用开水焯一遍，倒入锅内和香干一起翻炒，炒匀后加入盐和味精。

功效：芹菜味道清香，多吃芹菜对身体有益，尤其是吃芹菜的叶子，能够预防高脂血症，还能预防动脉硬化。

影响血脂的营养素含量表（以 100 克食物为例）

可食部			三大营养素				维生素				矿物质			
	热量	胆固醇	脂肪	糖类	蛋白质	膳食纤维	维生素 C	烟酸	维生素 E	胡萝卜素	钾	钙	钠	镁
66 克	59 千焦	—	0.1 克	3.9 克	0.8 克	1.4 克	12 毫克	0.4 毫克	2.21 毫克	60 毫克	154 毫克	48 毫克	73.8 毫克	10 毫克

大蒜 建议食用量：每天 30 克。

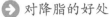 对降脂的好处

对于普通人而言，食用大蒜能够很好地消除身体内的炎症和细菌，大蒜中含有维生素 B_1 能够起到消除疲劳的作用。丰富的维生素 C 和维生素 E 也能帮助人们延缓衰老。对于患有高脂血症、高血压、糖尿病的"三高"患者而言，大蒜能起到缓解"三高"的功效。大蒜生吃能够促进人体内部的胰岛素的分泌，加强体内葡萄糖的分解，有效地降低血糖。大蒜中的有效成分还能稀释血液，使血脂降低。

降脂最好这样吃

由于大蒜对人体的刺激性大，吃进肚子里对肠胃的刺激作用也比较大，因此应该禁止空腹吃大蒜，否则会引起急性肠胃炎。

降脂食谱推荐——大蒜炒蘑菇

用料：大蒜 30 克，蘑菇 600 克，盐、植物油、胡椒粉各适量。

做法：1. 将大蒜去皮，蘑菇洗净。锅内放油烧热，倒入蘑菇进行翻炒。

2. 锅内加入大蒜，翻炒均匀。

3. 撒上盐和胡椒粉，翻炒均匀即可。

功效：大蒜的味道辛辣，少许大蒜能够使得菜肴味道更加丰富。以大蒜作为配菜的食物，更能够充分发挥大蒜的功效，能够有效地杀菌、增强身体的抵抗力。

影响血脂的营养素含量表

可食部	三大营养素				维生素				矿物质			
	热量	胆固醇	脂肪	糖类	蛋白质	膳食纤维	维生素C	烟酸	维生素E	胡萝卜素	钾	钙	钠	镁
85 克	527 千焦	—	0.2 克	27.6 克	4.5 克	1.1 克	7 毫克	0.6 毫克	1.07 毫克	30 毫克	302 毫克	39 毫克	19.6 毫克	21 毫克

 **西蓝花** 建议食用量：每天 100 克。

➡ 对降脂的好处

西蓝花中含有大量的膳食纤维，能够很好地被人体吸收，促进肠道的蠕动。对于大便不畅的人来说，西蓝花可以起到利尿通便的作用。西蓝花中含有丰富的维生素。对于高血压、高脂血症患者而言，西蓝花能够帮助他们保持血管畅通，缓解高血压、高脂血症的症状。

➡ 降脂最好这样吃

西蓝花虽然营养丰富，但常有残留的农药，还容易生菜虫，所以在吃之前，可将西蓝花放在盐水里浸泡几分钟，菜虫就跑出来了，还可有助于去除残留农药。

➡ 降脂食谱推荐——西蓝花炒大蒜

原料：西蓝花 400 克，大蒜 15 克，淀粉、盐、鸡精各适量。

做法：1.把西蓝花洗净，适当切块，放到沸水里烫熟，捞出装盘待用。

2.大蒜洗净包好，制成蒜蓉，用水、淀粉、盐、鸡精调成水淀粉备用。

3.干净的炒锅中放入已经调好的淀粉水，文火轻轻搅拌到透明状。

4.撒下蒜蓉立即关火出锅，淋在已经装盘摆好的西蓝花上就完成了。

功效：西蓝花的维生素 C 含量极高，有利于人的生长发育，更重要的是能提高人体免疫功能，促进肝脏解毒，增强人的体质，增加抗病能力。

影响血脂的营养素含量表（以 100 克食物为例）

可食部		三大营养素				维生素				矿物质			
	热量	胆固醇	脂肪	糖类	蛋白质	膳食纤维	维生素C	烟酸	维生素E	胡萝卜素	钾	钙	钠	镁
83克	138千焦	–	0.6克	4.3克	4.1克	1.6克	51毫克	0.9毫克	0.91毫克	7210毫克	17毫克	67毫克	18.8毫克	17毫克

 **建议食用量：每天 100 克。**

对降脂的好处

绿豆芽中丰富的维生素 C 能够帮助人体排出胆固醇，防止胆固醇在血管中沉积，有效地控制人体血脂浓度，起到降血脂的功效。绿豆芽中的膳食纤维还能与食物中的胆固醇相结合，最终转化成胆酸排出，达到降低血脂的效果。

降脂最好这样吃

绿豆芽在购买时应该注意，颜色偏黄没有异味的比较好。无根的豆芽很可能是由激素催发生长出来的，所以应该避免购买。

降脂食谱推荐——炝拌鸡丝绿豆芽

用料：鸡胸肉 250 克，老干妈 30 克，绿豆芽 400 克，料酒、胡椒粉、盐、鸡精、酱油、食用油各适量。

做法：1. 将鸡胸肉洗干净，用料酒腌 2 个小时。绿豆芽洗干净，用开水焯一下。

2. 水烧开，鸡肉整块放进去。加入料酒，鸡肉煮熟起锅，撕成丝。

3. 将绿豆芽摆盘，再将鸡丝放在绿豆芽上。

4. 淋上"老干妈"风味豆豉、盐、鸡精、酱油拌好的酱料。

功效：绿豆芽中含有大量的氨基酸和维生素 C，能够清热解毒、消肿利尿。

影响血脂的营养素含量表（以 100 克食物为例）

可食部			三大营养素				维生素				矿物质			
	热量	胆固醇	脂肪	糖类	蛋白质	膳食纤维	维生素C	烟酸	维生素E	胡萝卜素	钾	钙	钠	镁
100克	75 千焦	—	0.1 克	2.9 克	2.1 克	0.8 克	6 毫克	0.5 毫克	0.19 毫克	20 毫克	68 毫克	9 毫克	4.4 毫克	18 毫克

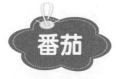 **番茄** **建议食用量：每天 150 克。**

➔ 对降脂的好处

番茄中含有多种矿物质元素，如铁、锌、钙等。番茄中含有苹果酸和柠檬酸等多种弱酸物质，能够帮助平衡体内的酸碱度。番茄能够降低血脂，因为番茄中的番茄红素具有抗氧化作用，能降低密度脂蛋白含量，从而起到降低血脂的作用。番茄红素还能促进自身免疫细胞的增殖，加强巨噬细胞的吞噬功能，使巨噬细胞消灭更多可能癌变的细胞。

➔ 降脂最好这样吃

与生吃番茄相比，烹调后的番茄中，番茄红素更易于被人体吸收。番茄不能空腹食用，空腹的时候胃里面的胃酸最多，吃了番茄的话很容易引起胃痛、胃胀等不适症状。

➔ 降脂食谱推荐——青椒番茄土豆片

用料：青椒 200 克，番茄 200 克，土豆 100 克，蒜、植物油、生抽、盐各适量。

做法：1. 番茄去皮切小块，土豆切成片。

2. 爆香蒜末，下土豆片，加少许生抽。

3. 加入番茄块，炒至番茄软烂。

4. 起锅前继续放蒜末、青椒，炒到青椒断生，加盐。

功效：这道菜营养丰富，能够开胃、增强食欲。

影响血脂的营养素含量表（以 100 克食物为例）

可食部			三大营养素				维生素				矿物质			
	热量	胆固醇	脂肪	糖类	蛋白质	膳食纤维	维生素C	烟酸	维生素E	胡萝卜素	钾	钙	钠	镁
97克	80千焦	-	0.2克	4克	0.9克	0.5克	19毫克	0.6毫克	0.57毫克	550毫克	165毫克	10毫克	5毫克	9毫克

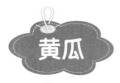 **建议食用量：每天 100~150 克。**

➡️ 对降脂的好处

黄瓜含有大量的纤维素，能够促进肠道的蠕动，使身体排泄顺畅，能够减少身体对食物中的胆固醇的摄入，从而抑制血脂升高。黄瓜内还含有能够抑制糖类转化为脂肪的成分，多吃黄瓜还能降低血糖。

➡️ 降脂最好这样吃

黄瓜性凉，胃寒者食之易致腹痛泄泻。脾胃虚弱、腹痛腹泻、肺寒咳嗽者都应少食黄瓜。

➡️ 降脂食谱推荐——蓑衣黄瓜

用料：黄瓜 500 克，白糖 30 克，葱、蒜、姜、醋、干辣椒、生抽、盐、鸡精、花椒各适量。

做法：1.将黄瓜洗干净，然后放在案板上，将两条筷子码着夹好黄瓜，用菜刀切黄瓜至筷子处停下，保持黄瓜被切开，但是不断。

2.把黄瓜翻个身，再从不同的角度再切一遍，始终保持黄瓜不断开。

3.将黄瓜码盘。大蒜拍碎放在黄瓜上。

4.将生抽、醋、盐、糖、鸡精和水兑成少量汤汁。

5.将花椒、干辣椒用油炸出香味，将汤汁和炸的香料油分别淋在黄瓜上。

功效：黄瓜能够增强人体自身免疫力，还能抑制体内糖分的转化，减少脂肪。

影响血脂的营养素含量表（以 100 克食物为例）

可食部			三大营养素				维生素				矿物质			
	热量	胆固醇	脂肪	糖类	蛋白质	膳食纤维	维生素C	烟酸	维生素E	胡萝卜素	钾	钙	钠	镁
92 克	63 千焦	—	0.2 克	2.9 克	0.8 克	0.5 克	9 毫克	0.2 毫克	0.49 毫克	90 毫克	102 毫克	24 毫克	4.9 毫克	15 毫克

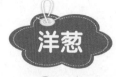 **洋葱** 建议食用量: 每天 50 克。

➡ 对降脂的好处

洋葱含有丰富的营养成分，如矿物质元素钾、锌、硒等，也含有大量的维生素、纤维素等。洋葱有其他果蔬所没有的特殊成分——槲皮素和前列腺素 A。洋葱的槲皮素和硒一起，能够发挥出预防癌症的功效，因为槲皮素能够抑制癌细胞的生物活性，而硒可以抑制癌细胞的分裂。在目前的研究中，只有洋葱中发现含有前列腺素 A，而前列腺素 A 能够使人体内部的血管张力增强，扩张血管、降低血液的黏稠度，从而起到降低血脂的功效。

➡ 降脂最好这样吃

洋葱产生挥发性气体，大量食用对胃肠道刺激性较强，还会出现胀气和排气过多，使人产生不适，因此不宜大量食用洋葱。

➡ 降脂食谱推荐——木耳拌洋葱

原料：水发木耳 150 克，洋葱 200 克，酱油、白醋、盐各适量。

做法：1. 将洋葱去皮洗净切成丝，水发木耳去蒂洗净。

2. 将洋葱和木耳放在热水里焯熟捞出沥水，加入酱油、白醋、盐调拌均匀即可。

功效：洋葱营养成分丰富，食用洋葱不仅能够补充营养，还能预防癌症、维护人体心脑血管的健康，有效地杀菌防感冒。

影响血脂的营养素含量表（以 100 克食物为例）

可食部			三大营养素			维生素				矿物质			
	热量	胆固醇	脂肪	糖类	蛋白质	膳食纤维	维生素C	烟酸	维生素E	胡萝卜素	钾	钙	钠	镁
90克	159千焦	—	0.2克	9克	1.1克	0.9克	8毫克	0.3毫克	0.14毫克	20毫克	147毫克	24毫克	4.4毫克	15毫克

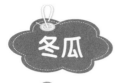

冬瓜　建议食用量：每天 100 克。

对降脂的好处

冬瓜的瓜子中含有大量的不饱和脂肪酸，主要就是亚油酸，亚油酸能够降低血液中胆固醇的含量，帮助高脂血症患者控制血脂浓度。冬瓜的果肉部分含有充足的水分、丰富的蛋白质和矿物质元素。冬瓜果肉中的膳食纤维能够促进人体肠胃的消化功能，降低人体胆固醇含量、降低血脂，防止动脉粥样硬化。

降脂最好这样吃

冬瓜宜与菠菜同食，冬瓜有利尿、消炎的功效，二者都含大量膳食纤维，二者同食，营养功效相互增强。冬瓜与大白菜同食，有清热解毒、减肥润燥的功效。

降脂食谱推荐——虾皮冬瓜

原料：冬瓜 200 克，虾皮 20 克，植物油、葱花、姜末、水淀粉、料酒、盐各适量。

做法：1. 将冬瓜去皮去子，洗净后切成片，用少许盐腌制 5 分钟左右，沥去渗出的水备用。

2. 锅中倒入油烧热，用葱花、姜末爆锅。

3. 加少许水、料酒、盐和虾皮，烧开后放入冬瓜片，旺火开后改中火焖烧，待冬瓜入味后，淋入水淀粉勾芡即可。

功效：这道菜清香鲜美，非常适合高脂血症患者食用。

影响血脂的营养素含量表（以 100 克食物为例）

可食部		三大营养素				维生素				矿物质			
	热量	胆固醇	脂肪	糖类	蛋白质	膳食纤维	维生素C	烟酸	维生素E	胡萝卜素	钾	钙	钠	镁
80 克	46 千焦	—	0.2 克	2.6 克	0.4 克	0.7 克	18 毫克	0.3 毫克	0.08 毫克	80 毫克	78 毫克	19 毫克	1.8 毫克	8 毫克

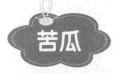 **苦瓜** 建议食用量：每天 100 克。

➡ 对降脂的好处

苦瓜含有丰富的维生素 C，维生素 C 能够提高人体的免疫力，还能增强食欲，清热解暑。苦瓜的苦味来自苦瓜中的苦味素，苦味素能够抑制肿瘤细胞的活性，阻止肿瘤恶化。苦瓜中含有能够降低血脂的膳食纤维，膳食纤维在人体内能促进消化、抑制人体过多吸收胆固醇，促进胆固醇排出，起到降低血脂的效果。

➡ 降脂最好这样吃

苦瓜宜与猪肉一起炒食，苦瓜素有抑制脂肪吸收的功效，苦瓜富含的维生素 C 也可促进人体对瘦肉中铁的吸收和利用，增强各自的食物功效。二者同食，也可降低苦瓜中苦瓜素的苦味，使口感更好。

苦瓜性凉，脾胃虚寒者不宜食用。

➡ 降脂食谱推荐——冰镇苦瓜

原料：苦瓜 1 根，熟植物油、酱油、豆瓣酱、精盐、辣椒丝、蒜泥各适量。

做法：1. 将苦瓜一剖两半，去瓤洗净后切成 1 厘米宽的条，在沸水中烫一下放入凉开水中浸凉捞出，控净水分。

2. 将苦瓜条加辣椒丝和精盐后，控出水分，然后放凉开水中浸凉捞出，放入酱油、豆瓣酱、蒜泥和熟油拌匀即可。

功效：苦瓜能够清热解毒，祛除暑热，促进食欲。

影响血糖的营养素含量表（以 100 克食物为例）

可食部			三大营养素				维生素			矿物质			
	热量	胆固醇	脂肪	糖类	蛋白质	膳食纤维	维生素C	烟酸	维生素E	钾	钙	钠	镁
81 克	80 千焦	—	0.1 克	4.9 克	1 克	1.4 克	56 毫克	0.4 毫克	0.85 毫克	256 毫克	14 毫克	2.5 毫克	18 毫克

● **菌类**

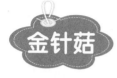 **建议食用量：每天 50 克。**

➡ 对降脂的好处

金针菇含有丰富的膳食纤维，膳食纤维能够有效地抑制血脂升高，并且能够帮助机体加快排出血管中沉积的多余胆固醇，起到降低血脂的功效。

➡ 降脂最好这样吃

气血不足的、身体虚弱的老年人，应该避免过多食用金针菇，以免导致脾胃受寒。

➡ 降脂食谱推荐——金针菇酸汤肥牛

用料：红椒 30 克，金针菇 125 克，肥牛片 250 克，葱、蒜、辣椒酱、白醋、料酒、盐、食用油各适量。

做法：1. 将肥牛片解冻，大蒜拍碎，青椒红椒切碎，金针菇去除根部，洗干净。将金针菇在开水中焯一下，捞出。

2. 锅中倒油，放入姜片、大蒜，加入辣椒酱翻炒，加入料酒和水煮开，倒入肥牛。

3. 煮熟后，淋上少许白醋，倒入已经装了金针菇的盘子里。

4. 在盘中撒上青椒、红椒碎，作为点缀。

功效：常食金针菇可延缓机体衰老、增强免疫力，所以特别适合老年人食用。

影响血脂的营养素含量表（以 100 克食物为例）

可食部		三大营养素				维生素				矿物质			
100克	热量	胆固醇	脂肪	糖类	蛋白质	膳食纤维	维生素C	烟酸	维生素E	胡萝卜素	钾	钙	钠	镁
	109千焦	—	0.4克	6克	2.4克	2.7克	2毫克	4.1毫克	1.14毫克	30毫克	195毫克	—	4.3毫克	17毫克

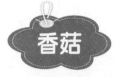 **香菇** 建议食用量：每天 100 克。

→ 对降脂的好处

香菇素有"山珍之王"之称，是高蛋白、低脂肪的营养保健食品。香菇还含有嘌呤、胆碱、氧化酶等多种活性成分，能够进一步降低人体血脂含量。香菇含有丰富的膳食纤维，能够促进胃肠蠕动，防止便秘，减少肠道对胆固醇的吸收。

→ 降脂最好这样吃

香菇宜与苦瓜同食，二者都富含丰富的膳食纤维，可促进肠蠕动，降低脂肪吸收，有利于高血脂患者。香菇宜与西蓝花同食，二者都有利肠胃、降低血脂的作用，是"三高"患者的优质搭配食材。

→ 降脂食谱推荐——香菇鸡肉粥

用料：香菇 100 克，大米 150 克，鸡脯肉 150 克，生姜、葱、食用油、盐、鸡精、料酒各适量。

做法：1.将鸡脯肉洗干净，和姜片、葱片一起煮开，煮熟后捞起撕成丝。将香菇洗干净切成薄片。

2.大米淘洗干净，放在煮了鸡脯肉的汤中，煮开转小火炖熟。

3.再加入香菇煮 5 分钟，倒入鸡丝，煮一会儿。

4.加盐和鸡精，起锅装碗里，淋入少量香油即可。

功效：香菇散发的香味能刺激人的食欲，使人胃口大开，从而保证人体摄取足够的能量。

影响血脂的营养素含量表（以 100 克食物为例）

可食部		胆固醇	三大营养素				维生素				矿物质			
	热量		脂肪	糖类	蛋白质	膳食纤维	维生素C	烟酸	维生素E	胡萝卜素	钾	钙	钠	镁
100克	80千焦	—	0.3克	5.2克	2.2克	3.3克	1毫克	2毫克			20毫克	2毫克	1.4毫克	11毫克

 **黑木耳** **建议食用量：每天 5~10 克。**

对降脂的好处

黑木耳中含有一种糖，叫作木耳多糖，实验已经证明，木耳多糖能够明显降低生物血管中游离的胆固醇、三酰甘油等，所以食用木耳能够降低血脂。同时，木耳多糖还能加强核酸和蛋白质的新陈代谢，使得细胞重生、组织愈合的速度更快。黑木耳中还含有丰富的膳食纤维，能够帮助人体改善便秘症状。

降脂最好这样吃

黑木耳与红枣同食，有补血养血活血的功效，并可滋阴润燥。尤其适合眩晕、贫血、肺结核、更年期综合征人群。黑木耳中含有丰富的铁，铁会和茶中的单宁酸进行化学反应。吃黑木耳同时饮茶的话，可能会降低黑木耳补血的功效。

降脂食谱推荐——西蓝花黑木耳

用料：西蓝花 200 克，黑木耳 300 克，葱、盐、鸡精、食用油各适量。

做法：1.将黑木耳泡发，西蓝花掰成小朵洗干净。葱切碎。

2.将西蓝花在开水中焯一下捞出，油锅爆香葱花，倒入黑木耳。

3.黑木耳七成熟的时候加入西蓝花，加盐和鸡精翻炒均匀，烧至全熟起锅。

功效：黑木耳营养丰富，它的含铁量为芹菜的 20 倍，猪肝的 7 倍。它的含钙量相当于鲫鱼的 7 倍，是一种非常好的天然补血、补钙食品。

影响血脂的营养素含量表（以 100 克食物为例）

可食部		三大营养素				维生素				矿物质			
100 克黑木耳（干）	热量	胆固醇	脂肪	糖类	蛋白质	膳食纤维	维生素 C	烟酸	维生素 E	胡萝卜素	钾	钙	钠	镁
	858 千焦	—	1.5 克	65.6 克	12.1 克	29.9 克	—	2.5 毫克	11.34 毫克	100 毫克	757 毫克	247 毫克	48.5 毫克	152 毫克

● 瓜果类

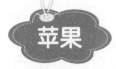 **苹果** **建议食用量：每天1~2个。**

➡ 对降脂的好处

苹果中含有大量人体必需的微量矿物质元素，能够满足人体所需。其中的锌元素能够补充人体脑细胞的生物活性，使得大脑更加健康，运转得更加灵活。苹果在分解过程中会产生乙酸，乙酸可加快胆固醇和三酰甘油的分解代谢，从而起到降低血脂的效果。

➡ 降脂最好这样吃

苹果与牛奶搭配同食，有生津去热的功效，又能清凉解渴。

有溃疡性肠炎、胃炎的患者不宜吃苹果。苹果含膳食纤维与果酸，会刺激因患者的溃疡创面，不利于肠壁溃疡面的愈合。

不宜过量食用苹果，因苹果性偏凉，助湿，多食会损伤脾胃，导致腹满泄泻。

➡ 降脂食谱推荐——苹果麦片粥

用料：苹果100克，胡萝卜100克，燕麦片30克，牛奶200克。

做法：1.将苹果和胡萝卜洗净，切成细丝。

2.将燕麦片、胡萝卜丝放入锅中，倒入牛奶，加入适量水同煮。

3.煮开后，调至小火，煮20分钟，放入苹果丝，再煮片刻即可。

功效：苹果含有大量的钾，钾元素在人体内能够加快身体新陈代谢，去除多余的盐分，起到降血脂、降血压的效果。

影响血脂的营养素含量表（以100克食物为例）

可食部			三大营养素				维生素				矿物质			
	热量	胆固醇	脂肪	糖类	蛋白质	膳食纤维	维生素C	烟酸	维生素E	胡萝卜素	钾	钙	钠	镁
76克	218千焦	—	0.2克	13.5克	0.2克	1.2克	4毫克	0.2毫克	2.12毫克	20毫克	119毫克	4毫克	1.6毫克	4毫克

 香蕉 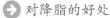 **建议食用量：每天1根。**

对降脂的好处

香蕉中含有大量的淀粉，能够快速地为机体补充能量。同时，香蕉还能促进肠胃蠕动，有效地改善便秘状况。香蕉中含有丰富的钾，钾元素能够帮助人体加快消化、排泄，能够帮助机体排出多余的钠。钠是导致血液黏稠、血压较高的一大诱因，所以多吃香蕉能够有效地降低血脂和血压。

降脂最好这样吃

苹果与牛奶搭配同食，有生津去热的功效，又能清凉解渴。

有溃疡性肠炎、胃炎的患者不宜吃苹果。苹果含膳食纤维与果酸，会刺激因患者的溃疡创面，不利于肠壁溃疡面的愈合。

不宜过量食用苹果，因苹果性偏凉，助湿，多食会损伤脾胃，导致腹满泄泻。

降脂食谱推荐——香蕉牛奶饮

用料：香蕉2个，纯牛奶250克。

做法：1.将香蕉剥去皮，切成小块，倒入纯牛奶。

2.一起倒入搅拌机中，打碎成汁。

功效：香蕉具有较全面的营养成分，能够帮助人们保持身体健康。

影响血脂的营养素含量表（以100克食物为例）

可食部		三大营养素				维生素				矿物质			
	热量	胆固醇	脂肪	糖类	蛋白质	膳食纤维	维生素C	烟酸	维生素E	胡萝卜素	钾	钙	钠	镁
59克	381千焦	–	0.2克	22克	1.4克	1.2克	8毫克	0.7毫克	0.24毫克	60毫克	256毫克	7毫克	0.8毫克	43毫克

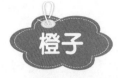 橙子　**建议食用量：每天 1~2 个。**

➔ 对降脂的好处

橙子含有丰富的维生素 P，维生素 P 能防止维生素 C 被氧化而受到破坏，能增强毛细血管壁的弹性，对高脂血症患者有益。橙子还含有丰富的膳食纤维，能够通过加快新陈代谢和机体的排泄，降低血液中胆固醇的含量，从而起到缓解高脂血症症状的作用。

➔ 降脂最好这样吃

橙子宜与猕猴桃搭配食用，二者均富含维生素 C，二者同食，营养功效增强，有利于降低血脂。另外，维生素 C 在骨胶原的合成中起到重要作用，经常食用可有效预防关节损伤。

橙子宜与柑橘同食，二者都富含维生素 C、维生素 P，这两种营养素对降低体内胆固醇有益，另外，二者同食也可增强免疫力，预防感冒。

➔ 降脂食谱推荐——香橙荸荠

用料：橙子 2 个，荸荠 100 克，冰糖 30 克。

做法：1. 将荸荠洗干净去皮，橙子去皮切块。

2. 在锅中放水，加入荸荠煮熟。

3. 倒入橙子和冰糖，煮到冰糖化开橙子烂熟。

4. 一起捞出摆盘即可食用。

功效：橙子中含有大量的葡萄糖和维生素，能够为人体补充足够的能量。

影响血脂的营养素含量表（以 100 克食物为例）

可食部		三大营养素				维生素				矿物质			
	热量	胆固醇	脂肪	糖类	蛋白质	膳食纤维	维生素C	烟酸	维生素E	胡萝卜素	钾	钙	钠	镁
74克	197千焦	–	0.2克	11.1克	0.8克	0.6克	33毫克	0.3毫克	0.56毫克	160毫克	159毫克	20毫克	1.2毫克	14毫克

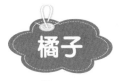

橘子　　建议食用量：每天 2~3 个。

→ 对降脂的好处

橘子含有大量的膳食纤维，橘子中膳食纤维的主要成分是果胶，能够帮助人们降低血液中胆固醇的含量，有效地控制血脂升高。橘子的表皮可制成陈皮，陈皮的作用较广，不但能够止咳化痰，还能缓解肠胃不适等症状。

→ 降脂最好这样吃

橘子宜与核桃同食，核桃富含铁、卵磷脂、蛋白质及不饱和脂肪酸，橘子含多种维生素，二者同食，营养功效互补，并可降低血液胆固醇、预防贫血、增强体力。

橘络中含有一定量的维生素 P，有通络、化痰、理气、消滞等功效。

橘子吃得过多，可能会出现面部发黄的病态症状，因此要注意控制食用量。

→ 降脂食谱推荐——橘子苹果汁

用料：橘子 100 克，苹果 200 克，胡萝卜 100 克，白糖适量。

做法：1. 将橘子、苹果、胡萝卜洗净。

2. 橘子去皮，苹果、胡萝卜切成薄片，橘子切成丝。

3. 加少许水，用搅拌机搅成汁，滤去皮渣，取汁饮用即可。

功效：橘子能够排便清肠，因为橘子果肉含有较多的膳食纤维，能够在肠道中促进肠道的蠕动，缓解便秘。

影响血压的营养素含量表（以 100 克食物为例）

可食部		三大营养素				维生素				矿物质			
	热量	胆固醇	脂肪	糖类	蛋白质	膳食纤维	维生素C	烟酸	维生素E	胡萝卜素	钾	钙	钠	镁
77克	213千焦	—	0.2克	11.9克	0.7克	0.4克	28毫克	0.4毫克	0.92毫克	890毫克	154毫克	35毫克	1.4毫克	11毫克

 **山楂** 建议食用量：每天 60 克。

对降脂的好处

山楂中含有很多有机酸，能够帮助胃酸加强胃部消化功能，还能加强胃酸中的胃蛋白酶的生物活性，使食物消化更轻松。山楂对高脂血症、动脉粥样硬化等也有显著的改善效果，山楂中能够改善高脂血症症状的有效成分是山楂黄酮，山楂在食用之后被消化分解，山楂黄酮会游离在血液中使血清总胆固醇的含量降低。同时，山楂还能作用于肝脏，抑制肝脏合成胆固醇，再次降低血脂。

降脂最好这样吃

山楂宜与番茄同食，二者都有健脾消食的功效，同食，可通脉散瘀、消食健胃，并可降血脂，特别适合高血脂、高血压、胃口差者食用。

一般来说，消化不良、食欲不振、肠胃不适等多种疾病，都可以通过食用山楂缓解病情。

降脂食谱推荐——蜜饯山楂

用料：生山楂 500 克，蜂蜜 250 克。

做法：1.将山楂洗净，去掉柄和核，放到锅内。

2.加水适量，煎煮至七成熟，待水将要耗干时加入蜂蜜。

3.改小火，将山楂煮熟透，收汁关火，待冷却后放入瓶子中储存。

功效：蜜饯山楂酸甜可口，适合没有胃口的高脂血症患者食用。

影响血脂的营养素含量表（以 100 克食物为例）

可食部		三大营养素				维生素				矿物质			
	热量	胆固醇	脂肪	糖类	蛋白质	膳食纤维	维生素C	烟酸	维生素E	胡萝卜素	钾	钙	钠	镁
76克	398千焦	—	0.6克	25.1克	0.5克	3.1克	53毫克	0.4毫克	7.32毫克	100毫克	299毫克	52毫克	5.4毫克	19毫克

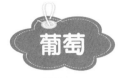 **建议食用量：每天 100 克。**

对降脂的好处

葡萄是一种食用价值很高的水果，具有舒筋活血、开胃健脾、助消化等功效。葡萄降血脂的能力十分出色，但是它降血脂的成分却不在果肉中，而是存在于葡萄皮中。葡萄皮里含有大量的白藜芦醇，这种成分能够作用于血液中的胆固醇，有效地降低血脂。葡萄皮里的纤维素含量也很高，纤维素能促进人体消化排泄，起到降低血脂的作用。

降脂最好这样吃

葡萄宜与蜂蜜同食，将鲜葡萄捣烂，调入蜂蜜，可治疗感冒。

对于糖尿病患者而言，葡萄含有大量的糖分，应该避免食用。新鲜的葡萄也应该避免过多食用，因为过多食用可能会导致痰多、内脏燥热。

降脂食谱推荐——奶香燕麦水果粥

用料：即食燕麦一小碗，火龙果 100 克，苹果 100 克，葡萄 100 克，牛奶 1 盒。

做法：1. 把牛奶放进奶锅中，煮得微微沸腾。

2. 把燕麦片放进奶锅中，煮熟关火，放凉。

3. 把火龙果、苹果切成小丁，葡萄洗净，然后放入燕麦牛奶中即可食用。

功效：葡萄味道酸甜，能够强健脾胃；葡萄的果肉中含有丰富的维生素和果胶；葡萄籽里的多酚还能够抗衰老。

影响血脂的营养素含量表（以 100 克食物为例）

可食部		三大营养素				维生素				矿物质			
	热量	胆固醇	脂肪	糖类	蛋白质	膳食纤维	维生素C	烟酸	维生素E	胡萝卜素	钾	钙	钠	镁
86 克	180 千焦	—	0.2 克	10.3 克	0.5 克	0.4 克	25 毫克	0.2 毫克	0.7 毫克	50 毫克	13 毫克	5 毫克	1.3 毫克	8 毫克

 **狝猴桃** 建议食用量: 每天 2~3 个。

→ 对降脂的好处

狝猴桃含有丰富的矿物质元素和维生素, 维生素 C 不仅能够帮助人们抗衰老, 还能增强毛细血管的弹性, 降低血清中的胆固醇含量, 从而实现降低血脂、防止动脉粥样硬化、防止血管爆裂等多种功效。狝猴桃还含有丰富的膳食纤维, 膳食纤维可促进人体排泄, 减少人体对胆固醇的吸收。

→ 降脂最好这样吃

狝猴桃酸甜可口, 能够加工成零食, 还能榨成果汁饮用。狝猴桃外层有一层绒毛, 没有清洗干净的话容易引起喉咙瘙痒, 所以狝猴桃在食用前一定要清理干净, 同时也需要格外留意是否会出现过敏现象。狝猴桃性寒, 不宜多食, 脾胃虚寒者应慎食, 腹泻者不宜食用。

→ 降脂食谱推荐——狝猴桃豆奶昔

用料: 蜂蜜 30 克, 狝猴桃 300 克, 香蕉 1 根, 豆奶 200 毫升, 少量冰块。

做法: 1. 将狝猴桃剥皮切成块, 香蕉去皮切成块, 放在搅拌机里, 倒入豆奶一起搅拌。

2. 加入蜂蜜、冰块一起搅拌, 然后倒在杯子里即可饮用。

功效: 狝猴桃含有维生素 C 和胡萝卜素, 能够增强食欲、提高视力。狝猴桃热量较低, 适合高脂血症患者食用。

影响血脂的营养素含量表 (以 100 克食物为例)

可食部		三大营养素				维生素				矿物质			
	热量	胆固醇	脂肪	糖类	蛋白质	膳食纤维	维生素 C	烟酸	维生素 E	胡萝卜素	钾	钙	钠	镁
83 克	234 千焦	–	0.6 克	14.5 克	0.8 克	2.6 克	62 毫克	0.3 毫克	2.43 毫克	130 毫克	144 毫克	27 毫克	10 毫克	12 毫克

● 干果类

 **建议食用量：每天 20 克。**

> 对降脂的好处

葵花籽含有丰富的不饱和脂肪酸。不饱和脂肪酸不但不会使血液中的胆固醇含量升高，反而能够阻碍人体吸收胆固醇，而且对于人体自身生成胆固醇也有抑制作用，所以对于高脂血症患者来说，葵花籽可以放心食用。葵花籽中含有的卵磷脂对于人的脑部健康十分有益，对于大脑疲劳的人来说，能够缓解脑部压力。

> 降脂最好这样吃

很多人喜欢吃经过加工的有着各种口味的葵花籽，虽然这样的葵花籽口味较好，但葵花籽在加工过程中常常会加入一些辅助的香料，有些香料可能会为健康埋下隐患，所以尽量少食。

> 降脂食谱推荐——葵花籽豆浆

用料：葵花籽 100 克，黄豆 100 克。

做法：1. 将黄豆提前泡发洗干净。葵花籽洗干净，和黄豆一起放在豆浆机中，倒入适量的水，按下五谷豆浆按钮。

2. 过滤残渣后装杯即可，或者凉后放置冰箱中冷藏。

功效：葵花籽含有的卵磷脂对人的大脑有益，可以缓解脑部压力。

影响血脂的营养素含量表（以 100 克食物为例）

可食部		三大营养素					维生素				矿物质			
50克葵花籽（生）	热量	胆固醇	脂肪	糖类	蛋白质	膳食纤维	维生素C	烟酸	维生素E	胡萝卜素	钾	钙	钠	镁
	2498千焦	—	49.9克	19.1克	23.9克	6.1克		4.8毫克	34.5毫克	30毫克	562毫克	72毫克	5.5毫克	264毫克

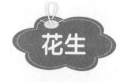 **花生** 　**建议食用量：每天 80 克。**

➡ 对降脂的好处

花生的营养价值很高，可以与鸡蛋、牛奶、肉类等食物媲美。花生含有大量的蛋白质和脂肪，特别是不饱和脂肪酸的含量很高，能够帮助机体排出血液中沉积的胆固醇，并且分解成胆汁顺利排出去，对降低血脂有益。另外，花生中的植物固醇、维生素 E、卵磷脂等营养成分，也有降低胆固醇的功效。

➡ 降脂最好这样吃

醋泡花生米有软化血管、降血压、降低胆固醇的作用，可常吃。

花生霉变后含有大量的致癌物，所以霉变的花生坚决不能吃。

炒熟或炸熟后的花生性质燥热，不宜多吃。

➡ 降脂食谱推荐——老醋花生

用料：葱花 30 克，生抽、醋各 30 克，花生 200 克。

做法：1. 将锅内加油倒入花生，小火炸到花生变黄。

2. 倒出多余的油，将生抽、醋一起调成汁。

3. 将炸好的花生浸泡在汤汁里，冷却即可。

功效：醋泡花生米清热、活血，可保护血管壁、阻止血栓形成。

影响血脂的营养素含量表（以 100 克食物为例）

可食部			三大营养素				维生素				矿物质			
100 克花生仁（生）	热量	胆固醇	脂肪	糖类	蛋白质	膳食纤维	维生素C	烟酸	维生素 E	胡萝卜素	钾	钙	钠	镁
	2356 千焦	—	44.3 克	21.7 克	24.8 克	5.5 克	2 毫克	17.9 毫克	18.09 毫克	30 毫克	587 毫克	39 毫克	3.6 毫克	178 毫克

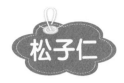 **松子仁** 建议食用量：每天 20 克。

对降脂的好处

松子仁含有丰富的不饱和脂肪酸，如亚油酸、亚麻油酸，它们都能够作用于毛细血管，抑制大肠对胆固醇的吸收，从而起到降低血脂的效果。

降脂最好这样吃

松子仁含有较丰富的脂肪，腹泻的人应该避免过多食用松子仁，否则会加重病情。松子仁不能吃太多，以免体内脂肪增加。

降脂食谱推荐——松仁玉米

用料：松子仁 150 克，胡萝卜 50 克，玉米 300 克，食盐、葱、食用油各适量。

做法：1. 将玉米粒洗干净，松子仁洗干净，胡萝卜切成玉米粒大小的丁。烧开水将玉米焯 2 分钟盛起，倒出水，沥干玉米粒。

2. 在锅中加入少许的油，小火翻炒松子仁，直至稍微变色，单独盛起放好。

3. 起锅加油爆葱花，加入胡萝卜、玉米粒继续翻炒，加盐。

4. 再加入松子仁，翻炒均匀即可。

功效：松子仁具有补脑、健脑的功效，尤其适合记忆力衰退的老年人食用。

影响血脂的营养素含量表

可食部	三大营养素					维生素				矿物质			
	热量	胆固醇	脂肪	糖类	蛋白质	膳食纤维	维生素C	烟酸	维生素E	胡萝卜素	钾	钙	钠	镁
100克	2921千焦	-	70.6克	12.2克	13.4克	10克	-	4毫克	32.79毫克	10毫克	502毫克	78毫克	10.1毫克	116毫克

板栗 建议食用量：每天 5~10 颗。

→ 对降脂的好处

板栗含有丰富的维生素 C，能够促进胆固醇的转化，减少人体对胆固醇的吸收，对高脂血症患者有利。板栗还含有大量的不饱和脂肪酸，能降低血液中的胆固醇，适合高脂血症患者食用。板栗是高钾、低钠食物，对于抑制胆固醇的吸收有重要的作用。

→ 降脂最好这样吃

板栗宜与红枣同食，二者同食，降血脂功效增强，并可健脾胃、补气血。

板栗生吃难消化，熟食又易滞气，所以一次不宜多吃。

不要食用发霉的板栗，否则容易中毒。

→ 降脂食谱推荐——板栗烧白菜

用料：大白菜心 100 克，板栗 50 克，植物油、火腿、竹笋、香油、盐各适量。

做法：1.将大白菜心切成长条；火腿、竹笋切成排骨片；板栗剥去外壳。

2.将油倒入锅内，上火烧至六成热时，放入板栗、白菜，稍微炸一下，捞出控净油。

3.锅内留底油，加火腿片、竹笋片翻炒，再加白菜、板栗、盐，用大火烧开，再用小火焖 5 分钟，淋香油出锅即可。

功效：板栗中含有大量的矿物质元素，对人体有益。

影响血脂的营养素含量表（以 100 克食物为例）

可食部			三大营养素				维生素				矿物质			
80 克板栗（鲜）	热量	胆固醇	脂肪	糖类	蛋白质	膳食纤维	维生素 C	烟酸	维生素 E	胡萝卜素	钾	钙	钠	镁
	774 千焦	—	0.7 克	42.2 克	4.2 克	1.7 克	24 毫克	0.8 毫克	4.6 毫克	190 毫克	442 毫克	17 毫克	13.9 毫克	50 毫克

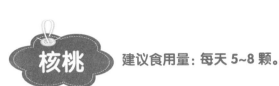

核桃 建议食用量：每天 5~8 颗。

⊙ 对降脂的好处

核桃含有大量的不饱和脂肪酸，这些脂肪酸中 80% 都是亚油酸，亚油酸能够抑制人体肠道吸收胆固醇，从而降低胆固醇的含量，起到降血脂的效果。核桃还含有维生素 E，可降低血液黏稠度，防止胆固醇在血管壁上的沉积，降低血脂。

⊙ 降脂最好这样吃

核桃性热，体质较差、身体虚火旺盛的人最好避免食用核桃，否则容易出现流鼻血、咳血等症状。饮酒的同时也应该避免吃核桃，因为核桃在体内会使得肺腑燥热，而酒本身也性热，一起食用将会使得身体虚火更旺。

⊙ 降脂食谱推荐——核桃红枣粥

用料：核桃 5 颗，红枣 5 枚，糯米 30 克。

做法：1. 取出核桃仁，泡在水里，将其薄皮剥去并捣碎。

2. 红枣去核并用水浸泡后捣碎。核桃、红枣、糯米加适量水放在锅内，小火煨煮 30 分钟左右。

功效：核桃含有大量的蛋白质和碳水化合物，能够补充人体所需的能量。核桃还能帮助人们强健大脑。

影响血脂的营养素含量表（以 100 克食物为例）

可食部		胆固醇	三大营养素				维生素				矿物质			
43 克核桃（干）	热量		脂肪	糖类	蛋白质	膳食纤维	维生素 C	烟酸	维生素 E	胡萝卜素	钾	钙	钠	镁
	2624 千焦	—	58.8 克	19.1 克	14.9 克	9.5 克	1 毫克	0.9 毫克	43.21 毫克	30 毫克	385 毫克	56 毫克	6.4 毫克	131 毫克

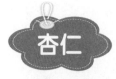 **杏仁** **建议食用量：每天 20 克。**

➡ 对降脂的好处

杏仁含有的不饱和脂肪酸可有效降低总胆固醇和低密度脂蛋白胆固醇，而且不会降低对人体有益的高密度脂蛋白胆固醇的含量，可有效改善高脂血症的症状。杏仁富含蛋白质、脂肪、胡萝卜素、多种维生素及钙、磷、铁等营养成分，对病后虚弱、体质差的人有补养和强健体魄的作用。

➡ 降脂最好这样吃

杏仁不能随便食用，尤其是苦杏仁，苦杏仁有毒性，生吃可能造成中毒，但是苦杏仁可以作为中药入药。我们通常食用的都是甜杏仁，在我们不能分辨杏仁是否有毒的情况下，应该谨慎食用。

➡ 降脂食谱推荐——杏仁萝卜苔

用料：菠菜 500 克，香菜 30 克，杏仁 100 克，辣椒、大蒜、生抽、辣椒、食盐等各适量。

做法：1.将杏仁烤酥，放在保险袋里隔着袋子用擀面杖碾碎。

2.干辣椒烤干捣碎，将菠菜清洗干净。

3.将菠菜放在沸水里焯 1 分钟，捞出切成丁，香菜切碎，大蒜拍成泥。

3.在碗中倒入菠菜、杏仁、香菜、蒜泥，加入生抽、食盐和辣椒碎，搅拌均匀即可。

功效：甜杏仁能够帮助我们补充蛋白质等营养物质。苦杏仁能够入药，有止咳润肺的功效。

影响血脂的营养素含量表（以 100 克食物为例）

可食部		三大营养素				维生素				矿物质			
	热量	胆固醇	脂肪	糖类	蛋白质	膳食纤维	维生素C	烟酸	维生素E	胡萝卜素	钾	钙	钠	镁
100 克	2 352 千焦	–	45.4 克	23.9 克	22.5 克	8 克	26 毫克	–	18.5 毫克	–	106 毫克	97 毫克	8.3 毫克	178 毫克

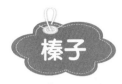 **建议食用量：每天 20 克。**

➡ 对降脂的好处

榛子含有丰富的单不饱和脂肪酸和多不饱和脂肪酸。在榛子总脂肪中，单不饱和脂肪酸占 77.7%，多不饱和脂肪酸占 9.5%。单不饱和脂肪酸有助于降低血液中的低密度脂蛋白含量，对防治心血管病有很好的作用。多不饱和脂肪酸在进入人体后可生成被称为脑黄金的 DHA，可以提高记忆力、判断力，改善视神经，对人体有益。

➡ 降脂最好这样吃

榛子中含有大量的油脂，肝功能不好的人应该尽量避免食用。

存放时间较长的榛子不宜食用。

➡ 降脂食谱推荐——榛子枸杞粥

用料：榛子仁 30 克，枸杞 10 克，大米 50 克。

做法：1. 将榛子仁捣碎，然后与枸杞一同加水煎汁。

2. 去渣后与大米一同用文火熬成粥即可。

功效：榛子能够补气血、滋润肠胃，对于胃口不好、精神差的人来说，榛子能够滋补身体、改善精神状态。

影响血脂的营养素含量表

可食部		三大营养素				维生素				矿物质			
	热量	胆固醇	脂肪	糖类	蛋白质	膳食纤维	维生素C	烟酸	维生素E	胡萝卜素	钾	钙	钠	镁
27 克	2 268 千焦	—	44.8 克	24.3 克	20 克	9.6 克	—	2.5 毫克	36.4 毫克	50 毫克	1244 毫克	104 毫克	4.7 毫克	420 毫克

● 肉蛋类

 **鸡肉** 建议食用量：每天 100 克。

➔ 对降脂的好处

鸡肉的脂肪含量较低，而且易消化，非常适合高脂血症患者食用。鸡肉含有丰富的维生素 C、维生素 E 等，而且含有优质蛋白质，很容易被人体吸收利用，有增强体力、强壮身体的作用。

➔ 降脂最好这样吃

鸡肉性温，对于身体内虚火较旺的人来说，吃太多鸡肉会引起上火、口腔溃疡等。食用鸡肉时，最好把鸡皮去掉，以免摄入过多的脂肪。

➔ 降脂推荐——蛋包饭

用料：鸡肉 50 克，鸡蛋 2 个，洋葱、大蒜、玉米粒、香菇、豌豆粒、番茄酱、牛奶、盐各适量，1 碗米饭。

做法：1. 将鸡肉洗干净切成小块，洋葱切成小块。

2. 香菇泡发后切成小块，大蒜切碎，鸡蛋加牛奶、盐打散。

3. 热锅烧油，加入洋葱炒出香味，再倒入鸡块，炒至上色。

4. 倒入豌豆、玉米粒、香菇翻炒片刻。再倒入米饭和番茄酱炒 2 分钟，加盐调味盛出。

5. 将鸡蛋液在平底锅摊成蛋饼，在蛋饼上铺上适量的炒饭。

6. 两边卷起翻面，再在上面淋上番茄酱即可。

功效：鸡肉能够改善人们的气色，改善身体虚弱消瘦的状况。

影响血脂的营养素含量表（以 100 克食物为例）

可食部			三大营养素				维生素				矿物质			
	热量	胆固醇	脂肪	糖类	蛋白质	膳食纤维	维生素C	烟酸	维生素E	胡萝卜素	钾	钙	钠	镁
66克	699千焦	106毫克	9.4克	1.3克	19.3克	—	—	5.6毫克	0.67毫克	—	251毫克	9毫克	63.3毫克	19毫克

鸡蛋 建议食用量：2 天 1 个。

→ 对降脂的好处

鸡蛋虽然含有较多的胆固醇，但是还含有丰富的卵磷脂，卵磷脂会使得胆固醇分子和脂肪分子在血液内变小，不会附着在血管上。不过，对于任何一个人来说，过多地摄入鸡蛋，会增加身体的代谢负担，基本上 2 天 1 个鸡蛋就能够满足人们的营养需求。

→ 降脂最好这样吃

鸡蛋宜和富含维生素 C 的食物搭配食用。二者搭配可补充鸡蛋中缺乏的维生素 C，使营养更加丰富。

需要注意的是，鸡蛋的最佳烹饪方法是沸水煮，时间不宜过长，六七分钟就足够了。

→ 降脂食谱推荐——丝瓜炒鸡蛋

用料：丝瓜 300 克，鸡蛋 1 个，姜、葱、盐、植物油各适量。

做法：1. 丝瓜洗净，削皮，切成块。鸡蛋打散。姜切成片，葱切碎。

2. 炒锅烧热，倒油，把鸡蛋炒成块，盛出备用。在锅内的余油中放入姜片、葱末爆出香味。

3. 倒入丝瓜，加入适量盐，炒熟。

4. 倒入炒好的鸡蛋，搅拌均匀，盛出即可食用。

功效：鸡蛋是很好的健脑食品，适合老年人食用。

影响血脂的营养素含量表（以 100 克食物为例）

可食部			三大营养素				维生素			矿物质			
	热量	胆固醇	脂肪	糖类	蛋白质	膳食纤维	维生素 C	烟酸	维生素 E	胡萝卜素	钾	钙	钠	镁
88克	603 千焦	585 毫克	8.8 克	2.8 克	13.3 克	—	—	0.2 毫克	1.84 毫克	—	154 毫克	56 毫克	131.5 毫克	10 毫克

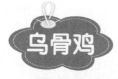 **乌骨鸡** **建议食用量：每天 150 克。**

→ 对降脂的好处

乌骨鸡营养丰富，其中烟酸、维生素 E、磷、铁、钾的含量均高于普通鸡肉，但胆固醇和脂肪含量却很低，非常适合高脂血症患者食用。乌骨鸡是补虚劳、养身体的上好佳品，食用乌骨鸡可以提高生理机能、延缓衰老、强筋健骨，对防治骨质疏松、佝偻病、妇女缺铁性贫血症等有明显功效。

→ 降脂最好这样吃

乌骨鸡连骨（砸碎）熬汤滋补效果最佳。炖煮时不要用高压锅，使用砂锅文火慢炖最好。

体虚血亏、肝肾不足、脾胃不健的人宜常食用乌骨鸡。

感冒发热、咳嗽多痰或湿热内蕴者忌食。此外，体胖、患严重皮肤疾病者也不宜食用。

→ 降脂食谱推荐——乌骨鸡汤

用料：乌骨鸡半只，红枣 10 颗，生姜 1 块，白胡椒、食盐各适量。

做法：1. 将乌骨鸡切成块；生姜拍散切成片，和乌骨鸡一起在锅里用开水焯 2 分钟。

2. 另取 1 块生姜切成片，和乌骨鸡、红枣一起放在砂锅里，煲 1 小时。

3. 加适量的盐和胡椒粉，再继续煲 1 小时即可。

功效：乌骨鸡含有丰富的黑色素，想要解决白发问题的人，可以食用乌骨鸡来改善白发情况。

影响血脂的营养素含量表（以 100 克食物为例）

可食部			三大营养素				维生素				矿物质			
	热量	胆固醇	脂肪	糖类	蛋白质	膳食纤维	维生素C	烟酸	维生素E	胡萝卜素	钾	钙	钠	镁
48克	465 千焦	106 毫克	2.3 克	0.3 克	22.3 克	—	—	7.1 毫克	1.77 毫克	—	323 毫克	17 毫克	64 毫克	51 毫克

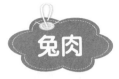 **建议食用量：每天 100 克。**

→ 对降脂的好处

兔肉含有的脂肪和胆固醇均低于其他肉类，符合高脂血症患者"低脂肪低热量"的饮食标准。兔肉含有丰富的蛋白质，能够满足人体对于蛋白质、氨基酸的营养需求。

→ 降脂最好这样吃

兔肉适宜老人、妇女食用，也是肥胖者和肝病、心血管病、糖尿病患者的理想肉食。

孕妇及经期女性、有明显阳虚症状的女子、脾胃虚寒者不宜食用兔肉。

→ 降脂食谱推荐——枸杞炖兔肉

用料：兔肉 200 克，枸杞 15 克，姜、葱、盐各适量。

做法：1. 将兔肉洗净切成大块；枸杞洗净，备用。葱、姜切成丝。

2. 锅内加水烧开，放入兔肉、枸杞、葱丝、姜丝，大火烧开后转小火煮 1 小时，加盐继续煮 15 分钟即可。

功效：常食兔肉可预防有害物质沉积，有降脂排毒的功效。

影响血脂的营养素含量表（以 100 克食物为例）

可食部			三大营养素				维生素				矿物质			
	热量	胆固醇	脂肪	糖类	蛋白质	膳食纤维	维生素C	烟酸	维生素E	胡萝卜素	钾	钙	钠	镁
100 克	427千焦	59毫克	2.2克	0.9克	19.7克	—	—	5.8毫克	0.42毫克	—	284毫克	12毫克	45毫克	15毫克

 **牛瘦肉** **建议食用量：每天 100 克。**

➡ 对降脂的好处

牛瘦肉脂肪含量少，热量低，并富含亚油酸，能够帮助人体抑制大肠对胆固醇的吸收，从而降低血液中胆固醇的含量，使得人体的血脂含量降低，起到降血脂的效果。

➡ 降脂最好这样吃

牛肉与白萝卜同食，可为人体提供丰富的维生素 C、蛋白质等营养成分，并具有养气血、降低胆固醇的功效。

牛肉虽然味道鲜美、口感劲道，但是不适合用熏烤等方式来制作食物，我们也应该避免食用这些工艺制作出来的牛肉食品。

➡ 降脂食谱推荐——牛肉菠菜粥

用料：牛肉 100 克，菠菜 50 克，大米、白胡椒粉、盐、香油各适量。

做法：1. 将牛肉洗干净，切成肉糜，用盐腌制 5 分钟。

2. 菠菜洗干净，在开水中焯 1 分钟，捞起沥干。

3. 将大米淘洗干净，大火烧开后倒入大米，小火熬制 1 小时。

4. 加入肉糜在白粥里，再倒入切碎了的菠菜，最后滴几滴香油。

5. 加盐和白胡椒粉调味即可。

功效：这道粥有补脾胃、益气血的功效，常食可强筋骨、健脑强智、泽肤健美。

影响血脂的营养素含量表（以 100 克食物为例）

可食部			三大营养素				维生素				矿物质			
100 克牛肉（瘦）	热量	胆固醇	脂肪	糖类	蛋白质	膳食纤维	维生素 C	烟酸	维生素 E	胡萝卜素	钾	钙	钠	镁
	444 千焦	58 毫克	2.3 克	1.2 克	20.2 克	–	–	6.3 毫克	0.35 毫克	–	284 毫克	9 毫克	53.6 毫克	21 毫克

● 水产类

建议食用量：每天 50 克。

→ 对降脂的好处

海带含有海带多糖，海带多糖可降低血清胆固醇和三酰甘油的含量。海带中的不饱和脂肪酸和纤维素的含量也较为丰富，它们都能够作用于人体的血管内壁，使沉积在血管内壁的胆固醇被清理出去，起到降血脂、降血压的功效。

→ 降脂最好这样吃

干海带泡发的时间不能太长，以免海带中的营养物质在水中流失。如果海带是清洗干净之后再泡发，则可以将泡发的水和海带一起煮汤。

→ 降脂食谱推荐——剁椒海带丝

用料：海带 200 克，剁椒 100 克，蒜泥 20 克，醋、生抽、食用油各适量。

做法：1.将海带泡发洗干净，切成海带丝，在开水里煮至沸腾再捞出晾干。

2.碗里装 1 大勺剁椒，加 10 毫升生抽，5 毫升醋，1 勺蒜泥。

3.将酱料淋在海带丝上，再淋上热油，搅拌均匀即可。

功效：海带能够改善便秘，防止罹患直肠癌。海带富含碘，能预防甲状腺肿大。

影响血脂的营养素含量表（以 100 克食物为例）

可食部		三大营养素				维生素				矿物质			
98 克海带（干）	热量	胆固醇	脂肪	糖类	蛋白质	膳食纤维	维生素 C	烟酸	维生素 E	胡萝卜素	钾	钙	钠	镁
	322 千焦	—	0.1 克	23.4 克	1.8 克	6.1 克	—	0.8 毫克	0.85 毫克	240 毫克	761 毫克	348 毫克	327 毫克	129 毫克

 **紫菜** 建议食用量：每天 5~10 克。

→ 对降脂的好处

紫菜含有丰富的碘和铁，能够帮助人们补血益气。紫菜还含有大量的膳食纤维，能够改善肠胃消化功能。对于高脂血症患者来说，紫菜能够利尿排便、帮助机体排出多余的钠，从而起到降低血脂的功效。紫菜中的营养成分能很好地被人体吸收，消化不好的老人可经常食用。

→ 降脂最好这样吃

紫菜宜和虾皮搭配食用，紫菜的碘、铁含量丰富，虾皮含钙丰富，两者搭配营养增强，对缺铁性贫血、骨质疏松症有一定效果。

紫菜容易返潮变质，应在密闭、干燥、阴凉的环境中存放。

紫菜使用前要用清水泡发，中间换一两次水，尽量清除污物，以免对人体造成伤害。

→ 降脂食谱推荐——香滑紫菜

用料：紫菜 100 克，姜丝 20 克，红椒 40 克，葱、食盐、食用油各适量。

做法：1. 将紫菜过水冲去灰尘，待用，红椒切成丝，葱白切成段。

2. 在锅中倒入适量的油，放入姜丝、红椒丝、葱白段，中火煸出香味。

3. 倒入紫菜，加水没过紫菜，加盐，中火煮开即可。

功效：紫菜能够促进肠道蠕动，缓解便秘。

影响血脂的营养素含量表（以 100 克食物为例）

可食部		胆固醇	三大营养素				维生素				矿物质			
100 克紫菜（干）	热量		脂肪	糖类	蛋白质	膳食纤维	维生素 C	烟酸	维生素 E	胡萝卜素	钾	钙	钠	镁
	866 千焦	—	1.1 克	44.1 克	26.7 克	21.6 克	2 毫克	7.3 毫克	1.82 毫克	1370 毫克	1796 毫克	264 毫克	710 毫克	105 毫克

　**建议食用量：每天 50 克。**

→ 对降脂的好处

泥鳅肉蛋白质丰富，并且低脂肪、低热量，正好符合高脂血症患者"低盐、低脂肪、低热量"的饮食要求。泥鳅还含有丰富的不饱和脂肪酸，它能够帮助高脂血症患者降低对胆固醇的吸收，起到降低血脂的作用。

→ 降脂最好这样吃

一般人群均可食用，特别适宜身体虚弱、脾胃虚寒、营养不良的人食用。

泥鳅和豆腐同烹，具有很好的进补和食疗功用。

→ 降脂食谱推荐——泥鳅豆腐煲

用料：豆腐 1 块，泥鳅 1 条，姜丝、葱花、盐、植物油各适量。

做法：1.将豆腐切成 4 小块；除去泥鳅的肋及内脏并清洗干净。

2.将泥鳅略煎一下，放入砂锅；再把豆腐、姜丝入锅，加入适量清水，以小火煮 20 分钟。

3.放入葱花、盐，稍煮一下即成。

功效：泥鳅含铁丰富，对于贫血的老年人来说是很好的补血食物。

影响血脂的营养素含量表（以 100 克食物为例）

可食部		三大营养素				维生素				矿物质			
	热量	胆固醇	脂肪	糖类	蛋白质	膳食纤维	维生素C	烟酸	维生素E	胡萝卜素	钾	钙	钠	镁
60克	402千焦	136毫克	2克	1.7克	17.9克	—	—	6.2毫克	0.79毫克	—	282毫克	299毫克	74.8毫克	28毫克

 **带鱼** **建议食用量：每天 100 克。**

对降脂的好处

带鱼营养丰富，不仅含有丰富的蛋白质、维生素以及大量的矿物质元素，还含有多种能够降低血脂的有效成分。带鱼含有丰富的不饱和脂肪酸，能够降低机体对于脂肪的吸收，有效地降低血脂；带鱼含有丰富的卵磷脂，能够使得血液中的胆固醇分解成小颗粒，使胆固醇进入新陈代谢，顺利排泄出去。

降脂最好这样吃

带鱼肉质细腻，没有泥腥味，不论鲜带鱼还是冻带鱼都易于加工，并可与多种食材搭配，常见做法有清炖、清蒸、红烧等。带鱼肉易于消化，是老少皆宜的家常菜。

降脂食谱推荐——清蒸带鱼

用料：带鱼 400 克，葱、姜、蒸鱼豆豉、红椒、盐、食用油各适量。

做法：1. 将带鱼去头尾，洗干净内脏，切成段。葱切碎，姜切成丝，红椒切成丝。

2. 在带鱼段上撒上葱花、盐、姜丝，腌制 10 分钟，淋上热油。

3. 入锅蒸 7 分钟，然后再焖 3 分钟，取出葱姜，重新撒上葱花和红椒丝。

功效：带鱼营养丰富，适合体弱多病、头晕血虚的人食用。

影响血脂的营养素含量表（以 100 克食物为例）

可食部	三大营养素						维生素				矿物质			
	热量	胆固醇	脂肪	糖类	蛋白质	膳食纤维	维生素C	烟酸	维生素E	胡萝卜素	钾	钙	钠	镁
76 克	531 千焦	76 毫克	4.9 克	3.1 克	17.7 克	—	—	2.8 毫克	0.82 毫克	—	280 毫克	28 毫克	150 毫克	43 毫克

鲫鱼　建议食用量：每天 80 克。

➡ 对降脂的好处

鲫鱼是适合高脂血症患者经常食用的鱼类，鲫鱼蛋白质含量丰富，脂肪含量较低，符合高脂血症患者对于食物的要求。鲫鱼的脂肪大多为不饱和脂肪酸，不饱和脂肪酸能够降低人体对胆固醇的吸收，从而降低血脂。鲫鱼也含有丰富的卵磷脂，卵磷脂能够分解血管中沉积的胆固醇，使其变成小分子排出体外。

➡ 降脂最好这样吃

鲫鱼宜与豆腐同食，二者都含有优质蛋白质，且豆腐钙质丰富，二者一起炖汤，味道鲜美，营养丰富。

肾炎性水肿、肝硬化腹水、营养不良性浮肿者宜食鲫鱼；孕妇产后乳汁缺少者宜食鲫鱼；脾胃虚弱、饮食不香者宜食鲫鱼。

➡ 降脂食谱推荐——鲫鱼豆腐汤

用料：鲫鱼 1 条，豆腐 2 块，生姜、葱、盐、食用油各适量。

做法：1. 将平底锅烧热，倒入油，将鲫鱼洗干净，放入油锅炸成两面金黄。葱切碎，姜切成片。

2. 加入葱花、姜片，倒入热水，大火煮 7 分钟，转小火煮 20 分钟。

3. 豆腐切成块，放入锅中，煮熟，加盐调味起锅，撒上葱花即可。

功效：对于营养不良的人来说，鲫鱼是较为滋补的食物。

影响血脂的营养素含量表（以 100 克食物为例）

可食部		三大营养素				维生素				矿物质			
	热量	胆固醇	脂肪	糖类	蛋白质	膳食纤维	维生素C	烟酸	维生素E	胡萝卜素	钾	钙	钠	镁
54 克	452 千焦	130 毫克	2.7 克	3.8 克	17.1 克	—	—	2.5 毫克	0.68 毫克	—	290 毫克	79 毫克	41.2 毫克	41 毫克

 **鲤鱼** 建议食用量：每天 80 克。

→ 对降脂的好处

鲤鱼含有丰富的优质蛋白质，人体消化吸收率可达96%，并能供给人体必需的氨基酸、矿物质、维生素 A 和维生素 D。鲤鱼中的不饱和脂肪酸能够降低人体对胆固醇的吸收，丰富的钾元素也能够利尿排便、降低血液浓度，达到降低血脂的效果。

→ 降脂最好这样吃

鲤鱼宜与冬瓜同食，二者都有利水消肿的功效，适合水肿的患者食用。

鲤鱼对孕妇胎动不安、妊娠性浮肿有很好的食疗效果。

→ 降脂食谱推荐——豆瓣鲤鱼

用料：鲤鱼 1 条，生姜 1 块，大葱 2 根，豆瓣酱、食用油、食盐各适量。

做法：1.将鲤鱼清洗干净，鱼身划刀，抹上盐腌制，大葱切成段，生姜切成片。

2.将油锅烧热，鲤鱼煎至两面金黄捞起。

3.在油中香爆姜片，下豆瓣酱翻炒。

4.放入鲤鱼，加冷水大火煮开，中火焖煮 10 分钟。

5.烧至水收干，倒入葱段、盐，炒匀即可。

功效：鲤鱼肉能够滋养脾胃，消去身体的浮肿。

影响血脂的营养素含量表（以 100 克食物为例）

可食部			三大营养素				维生素				矿物质			
	热量	胆固醇	脂肪	糖类	蛋白质	膳食纤维	维生素 C	烟酸	维生素 E	胡萝卜素	钾	钙	钠	镁
54 克	456 千焦	84 毫克	4.1 克	0.5 克	17.6 克	–	–	2.7 毫克	1.27 毫克	–	334 毫克	50 毫克	53.7 毫克	33 毫克

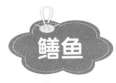

鳝鱼 建议食用量：每天 50 克。

→ 对降脂的好处

鳝鱼中的脂肪含量极低，对于高脂血症、高血糖患者来说是非常适合食用的食品。鳝鱼中的卵磷脂不但能够很好地帮助人们改善脑部健康，提高记忆力，也能帮助高脂血症患者降低血脂，因为卵磷脂能够作用于血管中沉积的胆固醇，将它们分解成小颗粒参与到新陈代谢之中，并排出体外。

→ 降脂最好这样吃

鳝鱼和豆腐搭配食用，可促进钙质的吸收。鳝鱼和金针菇一起食用，有益气补血的功效。

剖洗好鳝鱼，一定要用开水烫去鳝鱼身上的滑腻物，这样烧出来的鳝鱼才更美味。

→ 降脂食谱推荐——彩椒鳝片

用料：黄鳝 500 克，洋葱 100 克，彩椒 200 克，麻油、盐、食用油各适量。

做法：1. 将黄鳝洗干净切成片，洋葱切片，彩椒洗干净切片。

2. 将洋葱下油锅爆香，加入鳝鱼片继续翻炒。

3. 加入彩椒，炒熟后加盐和麻油，调味适中后盛起。

功效：黄鳝中含有丰富的蛋白质和矿物质元素，能够补血养气、降低血脂。

影响血脂的营养素含量表（以 100 克食物为例）

可食部			三大营养素				维生素				矿物质			
	热量	胆固醇	脂肪	糖类	蛋白质	膳食纤维	维生素C	烟酸	维生素E	胡萝卜素	钾	钙	钠	镁
67克	372 千焦	126 毫克	1.4 克	1.2 克	18 克	—	—	3.7 毫克	1.34 毫克	—	263 毫克	42 毫克	70.2 毫克	18 毫克

 **鳕鱼** **建议食用量：每天 150 克。**

对降脂的好处

鳕鱼脂肪含量少，非常适合高脂血症患者食用。鳕鱼中的蛋白质含量非常高，并易于被人体吸收和利用，是高脂血症患者较好的补益食材。

降脂最好这样吃

鳕鱼宜和豆腐同食，二者都含优质蛋白质，同食可增强体质。

鳕鱼宜和香菇同食，香菇富含维生素 C，二者同食营养丰富，非常适合老人和儿童食用。

煎鳕鱼时最好用文火，这样煎出来的鳕鱼色泽淡黄，不易焦。

降脂食谱推荐——香酥鳕鱼块

用料：鳕鱼 250 克，面粉适量，鸡蛋 1 个，盐、食用油各适量。

做法：1. 将鳕鱼解冻、切成块，用盐腌制 10 分钟。

2. 面粉装半碗加 1 勺盐搅拌均匀。

3. 将鸡蛋打散，将鳕鱼块沾上鸡蛋液后在面粉里裹上面粉。

4. 放入油锅中烧至金黄。

功效：鳕鱼含有丰富的不饱和脂肪酸，不饱和脂肪酸能够帮助机体排出血液中沉积的胆固醇，从而帮助高脂血症患者降低血脂。

影响血脂的营养素含量表（以 100 克食物为例）

可食部			三大营养素				维生素				矿物质			
45 克	热量	胆固醇	脂肪	糖类	蛋白质	膳食纤维	维生素 C	烟酸	维生素 E	胡萝卜素	钾	钙	钠	镁
	368 千焦	114 毫克	0.5 克	0.5 克	20.4 克	—	—	2.7 毫克	—	—	321 毫克	42 毫克	130.3 毫克	84 毫克

 **牡蛎**　　建议食用量：每天 100 克。

🔵 **对降脂的好处**

牡蛎中含有 ω–3 脂肪酸，这是人体必需的一种脂肪酸，可以降低胆固醇和三酰甘油的含量，减少高脂血症的发生。牡蛎含牛磺酸丰富，可促进胆固醇分解，提高人体免疫力。牡蛎中钾可促进血液中的油脂、代谢垃圾乳化，并排出体外，达到降低胆固醇的作用。

🔵 **降脂最好这样吃**

牡蛎宜与菠菜搭配食用，菠菜富含维生素 C、胡萝卜素，牡蛎富含矿物质元素如钾、锌、钙等。二者同食，营养更均衡，有利于人体健康。

牡蛎性寒，对于腹泻的患者来说，最好避免食用牡蛎。

🔵 **降脂食谱推荐——鲜美牡蛎汤**

用料：柠檬 30 克，大蒜 30 克，牡蛎 10 只，葱、姜、橄榄油、胡椒粉、食盐各适量。

做法：1. 将牡蛎洗干净，取出牡蛎肉冲洗干净。姜切成丝，葱切碎。

2. 在牡蛎肉中滴入少许柠檬汁去除腥味，将大蒜剁碎待用。

3. 锅里注入清水放入牡蛎肉，待水烧开后捞出。

4. 另起热锅倒入橄榄油，放入姜丝、葱花，加开水至烧开。

5. 水开后倒入牡蛎肉，再次煮沸后加盐和胡椒粉调味即可。

功效：牡蛎肉味道鲜美，营养丰富，除含有蛋白质、脂肪、钙、磷、铁等营养成分外，还含有丰富的碘和锌。

影响血脂的营养素含量表（以 100 克食物为例）

可食部		三大营养素				维生素				矿物质			
100 克	热量	胆固醇	脂肪	糖类	蛋白质	膳食纤维	维生素 C	烟酸	维生素 E	胡萝卜素	钾	钙	钠	镁
	306 千焦	100 毫克	2.1 克	8.2 克	5.3 克	—	—	1.4 毫克	0.81 毫克	—	200 毫克	131 毫克	462.1 毫克	65 毫克

● 中药类

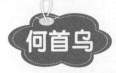 **建议食用量: 每天 10~20 克, 可煎汤饮用。**

➡ 对降脂的好处

何首乌能补肝肾、壮筋骨, 还可促进人体免疫力的提高, 促进红细胞生成, 降血脂, 抗动脉粥样硬化。何首乌中的蒽醌类物质, 能够有效地促进肠胃消化功能, 快速地排出身体中多余的杂质, 降低体内胆固醇的含量。何首乌中的卵磷脂能够作用在血管内壁, 清除血管内壁上沉积的胆固醇。大黄多酚也是何首乌中能够抑制胆固醇含量、减少人体对于胆固醇吸收的重要成分。

➡ 降脂最好这样吃

何首乌不适合腹泻的人食用。

煮制何首乌的时候应该避免用铁器。

据《本草纲目》记载, 何首乌不能和葱、蒜一起食用。

➡ 降脂食谱推荐——何首乌汁

用料: 何首乌80克, 纯净水。

做法: 1. 将何首乌洗干净待用。

2. 锅内倒入纯净水和何首乌, 一起大火煮沸转小火慢炖。

3. 待汤汁颜色变浓只剩一半汤汁, 何首乌已煮烂的时候就可以了。把汤汁盛出, 饮用汤汁即可。

功效: 对于老年人来说, 食用何首乌能够养血固本, 强身健体。

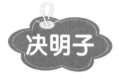 **建议食用量：每天 10 克。**

> 对降脂的好处

决明子具有清肝明目、平肝降压、润肠通便的功效。现代医学在治疗高脂血症、高血压、习惯性便秘等病症时常用到决明子。决明子含有的大黄素甲醚等成分不仅能够降低血脂，还能作用于心脏，加强心脏的耐受能力，起到强健心脉的作用。

> 降脂最好这样吃

将决明子直接用热水冲泡有清肝明目、利水通便的作用。

将决明子用小火炒至香气溢出时取出，候凉。将炒好的决明子、绿茶同放杯中，冲入沸水，浸泡 3 ~ 5 分钟后即可饮服。随饮随续水，直到味淡为止。此茶清凉润喉，口感适宜，具有清热平肝、降脂降压、润肠通便、明目益睛之功效。

气血虚寒的人，最好不要服用决明子。

> 降脂食谱推荐——决明子红枣菊花茶

用料：菊花 10 克，决明子 10 克，红枣 5 颗。

做法：1. 将所有材料在水中冲洗 1 遍。

2. 放入茶壶中，冲入刚沸腾的开水。

3. 盖上茶壶盖，焖 10 分钟即可。

功效：在吃饭之前喝上一杯决明子茶不仅能促进消化，还能排出体内多余的油脂。

 **姜黄** **建议食用量：每天 3~9 克，煎汤。**

> 对降脂的好处

姜黄是一种多年生有香味的草本植物，既有药用价值，又可以作食品调料。黄姜中有特殊的成分——姜黄醇，姜黄醇能够作用于血浆，将血浆中游离的脂肪含量进行调整，可以起到降低胆固醇的作用。姜黄含有姜黄素等多种挥发性物质，有明显降低血浆总胆固醇和三酰甘油的作用，可抗动脉硬化、抗衰老。

> 降脂最好这样吃

姜黄有兴奋子宫的作用，能使子宫收缩，因此，怀孕妇女慎用。

血虚、无气滞血瘀者慎服。

虽然黄姜能够消肿止痛、止血解毒，但是对于身体皮肤已经溃烂的人来说，应该避免食用姜黄。尤其是伤口已经溃烂流脓的人，一定要避免用姜黄入药。

> 降脂食谱推荐——海带姜黄粥

用料：海带适量，姜黄 3 克，大米 100 克，盐适量。

做法：1. 锅内放入姜黄、适量水，煎煮 10 分钟后取汁。

2. 将姜黄汁与海带、大米一起煮粥，待粥煮成后加食盐少许即可食用，每周 2 次。

功效：海带可促进胆固醇的排泄，姜黄可降血脂。

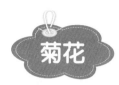 **建议食用量：每天 10~15 克。**

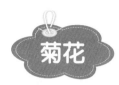 对降脂的好处

菊花含有多种黄酮类化合物，有降血脂、降血压、抗菌、抗病毒、抗衰老等多种功效。

菊花中含有的维生素 P 能够加强细胞之间的黏着力，使得细胞之间不容易破裂，能够加强毛细血管的张力，保持血液的顺畅流通，所以对于高脂血症患者而言，多喝菊花茶对缓解高脂血症症状、降低血压有利。

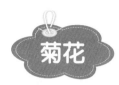 降脂最好这样吃

将菊花与粳米同煮制粥，清爽可口，能清心、除烦、悦目、去燥。

对于脾胃虚寒的人来说，最好还是少喝菊花茶。因为菊花性微寒，容易引起胃部反酸。

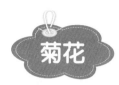 降脂食谱推荐——薏米菊花雏鸽汤

用料：雏鸽 1 个，菊花 5 克，薏米 50 克，生姜、小葱、盐、胡椒各适量。

做法：1.将雏鸽洗干净切成块，生姜切成片，葱切成段。

2.菊花过水冲洗干净，薏米泡发。

3.将鸽子肉放在砂锅内，加水大火煮开，小火慢炖 20 分钟，下姜片煮 10 分钟。

4.下薏米，加盐和胡椒再煮 20 分钟。

5.菊花倒入汤内，再炖 5 分钟。

功效：菊花不仅能够清热解毒，还能抗氧化防衰老。在夏天比较燥热的时候，一杯菊花茶能够平复心情。

 **丹参** **建议食用量：每天 9~15 克。**

对降脂的好处

丹参有活血调经，祛瘀止痛，凉血消肿，清心除烦，养血安神的功效。丹参含有丰富的酯化物和丹参酸，能够有效地改善身体微循环，使得血液的黏稠度下降，从而起到降低血液中胆固醇含量的作用。用丹参制成的丹参茶含有铁、锌、镁、钴等多种元素，有降血脂的作用。

降脂最好这样吃

在食用丹参的同时，不要食用高盐、高脂肪的食物，以免影响药效。

丹参能够活血化瘀，即将做手术或者已经做完手术的人，千万不要服用丹参。

孕妇慎服。

降脂食谱推荐——丹参山楂粥

原料：粳米 150 克，山楂（干）10 克，丹参 5 克，白糖 15 克。

做法：1. 丹参润透，切成片；粳米淘洗干净，将山楂洗净，去核，切成片。

2. 将丹参与粳米、山楂一同置于炖锅内，加入适量清水，用大火烧沸，改用小火煮 35 分钟至粥熟。

3. 加入白糖调味即成。

功效：这道粥不仅能活血化瘀，还能生津止渴。

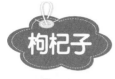 **枸杞子** **建议食用量：每天 6~15 克。**

 对降脂的好处

枸杞子营养丰富，可调节机体免疫功能，具有延缓衰老、抗脂肪肝、调节血脂和血糖等作用，对糖尿病、血脂异常症、肝功能异常、胃炎等都有一定的治疗作用。枸杞子茶能够在排尿排便的同时，不断地排出血液中多余的胆固醇和钠，从而降低血脂。枸杞还能够平肝明目，安神静气，常喝枸杞茶能够平复心情、滋养肝脏。

 降脂最好这样吃

在煲汤或煮粥时加入枸杞，不仅可提高营养价值，还能使食物更加美味。

感冒发烧、身体有炎症、大便溏泻或腹泻者不宜吃。

 降脂食谱推荐——枸杞芝麻虾

用料：活虾 300 克，枸杞子 20 克，芝麻若干，姜、葱、冰糖、盐各适量。

做法：1.将活虾洗干净，去掉虾线，将生姜切成片，葱切成段，枸杞泡发。

2.在砂锅里加水，放入枸杞、葱、姜、冰糖和盐，待水开后再煮 5 分钟。

3.放入虾，再次煮沸的时候关火，捞起摆盘，撒上熟芝麻即可。

功效：枸杞子性温，能够滋润人体，尤其适合身体虚弱的人食用。

 **建议食用量：每次 0.25 克，每天 4 次。**

> **对降脂的好处**

大黄中含有丰富的蛋白质和维生素，尤其是维生素 P 的含量比较高，维生素 P 能够加强细胞之间的粘着力，增强毛细血管的弹性，保持血液的顺畅流通。所以对于高脂血症患者而言，食用大黄能够起到降低血清中胆固醇的作用。大黄还具有明显的抗感染效果，对于葡萄球菌和链球菌有明显的抑制作用。

> **降脂最好这样吃**

中医认为，大黄攻下作用峻猛，易伤正气，若非实证，则不宜选用。煮粥服食，可制约大黄峻猛之性，缓和药性，又有健脾养胃作用。

妇女胎前产后、月经期、哺乳期，均当慎用或忌用。

> **降脂食谱推荐——大黄粥**

原料：大黄 10 克，大米 100 克。

做法：1. 将大黄洗干净，放入锅中，加入适量清水，浸泡 5 ~ 10 分钟后，取汁备用。

2. 将大米淘净，加适量煮粥，将熟时，调入大黄药汁，再煮一二分钟即成。

功效：此粥有泻下通便、清热解毒、活血化瘀的功效。

第三章

合理运动，降脂才会更轻松

　　大部分人都希望通过运动来保持健康，高脂血症患者也不例外，如果能用运动的方式来达到降脂、减肥的功效，那是再好不过的事情了。只不过,运动可不是说说那么简单的事,不但要求我们有恒心，有毅力，更需要每一个参加运动的人真正了解运动，进行合理运动，这样才能真正达到健康、治病的目的。

健康必修：运动应按规矩出牌

　　运动本身是最能消耗身体能量、降低脂肪、减轻体重的。高脂血症患者在运动的时候，必须要明白一个道理：按规矩出牌，合理运动。只有这样，才能真正做到减脂，促健康。可什么才是高脂血症患者的运动规则，又该如何运动呢？下面我们就一起来看看关于运动的几个必知规则。

● 有氧运动是高脂血症患者最好的处方

　　几乎所有人都知道：运动有益健康。而高脂血症患者更知道，有效的运动可以降低血脂，可以让坏胆固醇下降，好胆固醇上升。

　　不过，运动多种多样，每种不同的病症所需要的运动方式也不同。对高脂血症患者来说，运动就是为了降脂、减重、消耗能量。而在所有的运动中，有氧运动则是最消耗能量，减少脂肪的运动方式。所以，高脂血症患者想要降脂，一定要选择有氧运动。

　　有氧运动的种类很多，包括爬山、跑步、打太极拳、骑自行车、游泳等。应该说只要是人体与氧气进行充分接触，在相互满足的条件下进行的运动，就都可以简单地称之为"有氧运动"。哪怕你是爬爬楼梯、散散步，也可归为有氧运动的一种。因此，老年人如果不便于户外运动，就可以在上下楼时进行有效的有氧运动练习，同样能获得很好的降脂作用。

　　有氧运动之所以更适合高脂血症患者，主要是因为它的鲜明特征：强度不高，持续时间长。运动的最开始阶段，主要是让能量得到耗减，令体内的血糖分解速度加快。随着运动时间的加长，体内的脂肪开始氧化，脂肪便可以得到消解。因此，做有氧运动时，运动时间以半小时以上为最佳。这样每周坚持3~5次，就能很好地增强心肺功能，同时消耗体内脂肪，达到降脂的效果。

● 根据个人情况控制运动强度

运动对降脂很有效，但是，运动却要因人而异，这也就是说，高脂血症患者在参与运动的时候，不要一味只求降脂，也应该关注到自己身体的承受能力。不同的身体状况进行不同强度的运动练习，这才是科学的运动方法。

那么，一个人要怎样才能确定自己的运动强度有没有超标呢？

看身体的反应，用专业仪器测定极限耗氧量都是不错的方法，但单纯的观察感受过于主观，用仪器测又太麻烦，所以，根据脉搏来测定运动强度的方法最受欢迎。

我们都知道，在一定时间内，人类脉搏的搏动快慢和运动时的耗氧量是成正比的。耗氧量越多，脉搏跳动得越快，相应的运动强度也就越大；相反，耗氧量越少，脉搏跳动得就越慢，运动的强度也就越小。

一般来说，在运动刚刚结束，脉搏刚开始下降的时候测定运动强度最准确。

具体的做法是，摸住自己的腕脉，数一数 15 秒的时间内脉搏的搏动次数，然后用这个次数乘以 4，再加上 10，得到的便是运动结束时 1 分钟的脉搏数。举个例子来说，如果一个人运动结束时 15 秒内脉搏的搏动次数为 25，那么他 1 分钟的脉搏数就是 $25 \times 4 + 10 = 110$，若他的年龄在 20 岁到 39 岁之间，平时又不爱运动，则他的运动就刚刚好。那么，该如何判断不同年龄段的人运动强度是否合乎标准呢？下面就来简单说说。

1. 20~29 岁的人，若是平时不锻炼，运动适度时脉搏为 110 次/分钟，平时爱运动的，脉搏则为 125 次/分钟。

2. 30~39 岁的人，若是平时不锻炼，运动适度时脉搏为 110 次/分钟，平时爱运动的，脉搏则为 120 次/分钟。

3. 40~49岁的人，若是平时不锻炼，则运动适度时脉搏为100次/分钟，平时爱运动的，脉搏则为115次/分钟。

4. 50~59岁的人，若是平时不锻炼，则运动适度时脉搏为100次/分钟，平时爱运动的，脉搏则为110次/分钟。

5. 60~69岁的人，若是平时不锻炼，则运动适度时脉搏为90次/分钟，平时爱运动的，脉搏则为100次/分钟。

根据这些数据，再结合自己的实际情况，高脂血症患者完全能够估算出适合自己的运动强度，不管是强度偏高了还是偏低了，都能做出相应的调整。尤其是运动时身体出现头晕、乏力等不适症状的时候，患者更可以停下来数数脉搏，看看自己的运动强度是不是超了。

当然，假如你的心中仍有疑虑，我还可以告诉你一个计算自己最宜运动强度的公式。

最宜运动强度 = 运动强度上限 ×（0.5~0.6）

运动强度上限 =230- 自己的实际年龄。

虽然说上述两种方法多多少少都会存在误差，但两相印证之下，想要判定一个人的运动强度是不是过大还是没有问题的。

● 根据体质选择最适合的运动

运动最根本的目的就是促进身体的代谢，调节血脂正常。可是，对不同身体状况的人来说，选择哪种运动方式很重要，比如有冠心病的人，就不适合跑步、跳绳、踢球等高强度、紧张刺激的运动。因此选择合适的运动方式就意味着对自己的身体负责。那么，高脂血症患者该如何选择适合自己的运动呢？

心脏不好宜慢动作

心脏不好的高脂血症患者，应该保持平静，不应受到刺激。就如同前面所讲的，如果一个冠心病患者选择跳绳等大幅度运动来降脂，可能会血压升高，引发冠心病发作。而那些慢节奏的有氧运动就相对要好得多了，比如散步、太极拳、徒手体操等。慢动作虽然看上去消耗不大，但同样能促进消耗，提高脂蛋白酶的活性，同时也是对心脏能力的加强。所以慢动作适合心脏不好的高脂血症患者。

方便调整的运动方式

我们都知道有氧运动对高脂血症患者最合适，但运动时间也很关键。比如有高血压的高脂血症患者，早晨太早起来运动就容易引发血压及动脉张力的增高，对身体造成伤害，所以不宜太早开始运动。高脂血症患者在选择运动的时候，应该相对选择不限定时间、不限定地点又可单人独自操作的有氧运动方式，比如爬楼梯、室内骑自行车、打乒乓球等。

散步虽好应掌握时间

相对其他的有氧运动，散步可以说是非常好的运动方法，适合各类人群，身体孱弱的人，心脏、血压等都不好的高脂血症患者也可以通过散步来改善身体状况。只不过如果想达到降脂的目的，散步时间应该保持在 1 小时左右，太短起不到效果，太长又会引发老年人的疲劳，而 1 小时的时间则身体刚好能承受又能降脂消耗能量，所以，老年高脂血症患者可多选择散步这种运动方式。

总体来说，高脂血症患者，特别是中老年群体，在运动的时候要记住一个原则，每次运动之后，如果感觉特别累，而且不容易恢复正常体力，就说明这种运动不太适合你，要注意更换。

● 每次运动时间不要少于 30 分钟

有个患者非常委屈地过来找我，问我："医生，你不是说适当的运动就可以让我改善血脂吗？为什么我天天跳舞，却没一点儿效果呢？"患者很年轻，40 岁，血脂并不是很高，通过适当的运动完全可以改善，所以我对她说的情况也很是不解，就问她："你是怎么运动的呢？"她说："其他运动我没时间，而且兴趣也不大，但我喜欢热舞，所以每天晚饭后跳十多分钟。"听完我无奈地笑了，她没有跳出胃下垂已经不错了，就别指望降血脂了。我告诉她，从现在开始，每天进行 30 分钟的慢跑，一个月之后再看结果。很显然，一个月后，患者的血脂有了很好的改善。

这是为什么呢？其实很简单，就是运动也讲究时间，不是几分钟就可以解决问题的。如果你自认为几分钟超强度的运动足以超越 30 分钟以上的慢运动所消耗的能量，那就大错特错了。有试验证明，持续运动可以提高身体的代谢，令脂肪的燃烧加速。短时间的瞬间爆发性运动只能让身体能量消耗，而不是脂肪燃烧。因此，想要减重降脂，就必须要注意，每次运动不能低于 30 分钟，并且长期坚持才最有效果。

当然，如果你说自己没有耐心，也没有毅力坚持，那么完全可以一次采用多种运动方法来消除只进行一种运动的枯燥感。比如慢跑 10 分钟之后，感觉无聊了就停下来做俯卧撑、爬楼梯，继续 10 分钟之后，则可以再做套体操，如此只要保持运动的总时间之和超过 30 分钟，那么运动的结果是一样的，都可以减少体内的脂肪以及降低胆固醇、三酰甘油等。

记住，运动之后不要急着大量饮水、进食。一般运动过后应该慢慢减少运动带来的身体律动，揉捏自己双腿的肌肉，轻轻摆动腰背，从而让疲劳度慢慢放缓，然后进行适当的休息就可以了。

● 哪些人不适合运动疗法

运动对高脂血症患者有益，如果每天都能进行适量的运动，坚持一段时间之后，就可以看到血脂的改善。但是，这并不是说所有人都适合采用此方法，因为高脂血症并发以下病症时，运动是会危害健康的，大家一定要看清并牢记。

第一、心绞痛的不稳定类型。这是冠心病的急性心脏病症，其病情变化较大，有可能成为稳定型的心绞痛，也有可能发展为心肌梗死甚至是猝死。此类病人会因为供氧不足而诱发病症发作，因此长时间运动或强度较大的运动都不合适。

第二、重度高血压患者。这里并不是说高血压患者就不能运动，而是重度高血压患者在血压没有得到有效控制的情况下，是一定不能进行运动锻炼的，因为会引发严重的并发症，非常危险。

第三、严重的糖尿病人群。严重的糖尿病患者和重度高血压患者大致相似，高强度、盲目的运动只会让血糖升高，同时还会产生胰岛素不足，从而导致酮症酸中毒。同时，重度的糖尿病患者还会有视网膜的病变，运动会加重眼底的病变，会增加出血的风险。

第四、肝、肾功能不全的人。对于肾功能不全的人群，运动会减少肾血的流量，从而让肾小球滤过率降低，于是病情加重；肝功能不全则会因为运动造成肝功能的异常，带来不必要的身体危害。

第五、重症心脏类疾病患者。与心脏有关的病症很多，而且发作起来都很严重，比如急性心肌梗死、充血性心力衰竭、严重的心律失常等。这些人都不适合用运动疗法来改善高脂血症。运动在某种程度上是把双刃剑，对于能承受的人来说可以强身健体，而对于不能承受的人则会产生性命威胁。

　　另外，有些高脂血症患者会因为一时的身体不适，在运动中出现心力不足、头昏眼花等现象。虽然说这不一定就不适合运动疗法，但在病症没有控制的情况下，是肯定不能进行运动的，所以大家在采用运动疗法时，最好从自己的身体状况出发，进行全面而细致的了解，再进行运动。

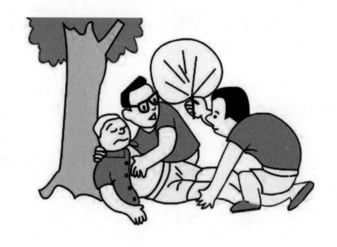

高脂血症患者运动时的注意事项

运动疗法是一项需要高脂血症患者长期坚持的治疗方法，在运动过程中，很多方面都需要了解，只有了解了运动规则、运动时间、运动时的注意事项等，才能真正做到从容运动，轻松降脂。

出现不适症状应减轻强度或停止运动

有些人应该有这样的感受，因为听说运动可以减轻病症，就迅速开始高强度的运动，却完全忽略了身体产生的不适症状。这是非常错误的做法。高脂血症患者运动后如果身体出现不适，则很有可能是血压增高或者其他病症诱发，这时应该及时地停止运动，或者减轻运动的强度，以观察身体情况，从而避免危险发生。另外，以下几个方面，高脂血症患者也要引以为戒，为自己的身体负责到底。

➡ 感冒时不宜运动

这是因为如果感冒是由病毒引起的，人体的防御机制肯定就会不足，这时运动就会影响身体代谢及免疫功能。再加上感冒伴随的发热，就有可能因为运动而让身体诱发其他方面的不适，这对降脂没有好处，所以高脂血症患者在感冒之后，最好的做法是休息，而不是强行增加身体负荷。

➡ 心脏不适莫强求

有一部人经常参加群体性的锻炼，大家身体状况不同，有些人难免会出现体力不支的情况，但却不肯停下来休息，从而因为过量运动产生胸闷、气短、乏力等症状。这时就一定要考虑此运动对于自己的适合度，不但要调整运动的量，如果有必要还应该去看医生，进而缓解身体的不适。

> ➡ 时间选择要适当

有些老年人喜欢早起慢跑，但对于有冠心病的高脂血症患者来说，早起就意味着动脉压力增强，特别是清晨起来跑步，发现有头晕、心痛现象时，一定要停止运动，以免引发心肌梗死。而如果将运动时间改到下午或者傍晚，则要相对好很多。

总而言之，运动也是一场智慧的选择，当发现运动对自己不利时，应该及时停止。而在运动中感觉到不适的时候，就要接受身体发出的求救信号，千万不要不理睬，从而导致不应该发生的悲剧。

锻炼时要注意补充水分和盐分

人体在运动之后要及时补充水分和盐分，否则，身体中的盐分在通过汗液大量排出体外之后，体内的电解质就会紊乱，从而发生虚脱以及中暑等状况。这对高脂血症患者也不例外。高脂血症患者虽然要少摄入盐分，减少血压的波动，但当人体体温增高之后，特别是夏天，其血压会自动调解并保持相对稳定。这也是为什么人在冬季或者天气乍变的时候，容易血压不稳。因此，高脂血症患者完全不用有此方面的担心，而应该及时地为身体补充水分和盐分，以满足身体所需。

锻炼后及时补充矿物质，防止抽筋

高脂血症患者在补水和补盐的同时，还要记得补充矿物质。这是因为血脂越高的人，其血液的黏稠度就越高，血液循环越慢。当血液循环不畅的时候，小腿、脚等部位就会抽筋。不仅如此，人体在缺少钠、钾等矿物质的时候，血液还会因为电解质不平衡而出现衰竭，从而出现肌肉痉挛、眼目眩晕、心脏不适等情况。所以，想要杜绝运动后的各种不适，就要适当补充含有钾、钙、镁、钠等矿物质。现在市场上有售的一些碱性饮料就很好，运动之后可以喝一些。

在运动过程中要定期检测血脂

不管你的身体有没有血脂波动的现象，采用运动疗法之后，定期检测血脂就很有必要。这样做不但能及时关注血脂的改善状况，还能了解运动给身体带来的改变或者是引起的不适。高脂血症患者在运动过程中，一般 2~3 个月可以做 1 次血脂检测，在完全稳定之后，可以半年做 1 次。

协调好运动、饮食、药物三者的关系

高脂血症患者就算是采取了运动疗法，但饮食和药物疗法也不能忽视，比如血脂居高不下的，用药就势在必行。而用药、运动的同时，还需要在饮食上进行调整。只有三者相互配合，才能从根本上改善高脂血症的症状。

运动清单：细数降脂"家珍"

运动是改善高脂血症状的有效方法，而有氧运动又是最好的调节血脂的处方，最适合高脂血症患者的运动有散步、慢跑、游泳等。按照正确的运动方式运动都可以起到改善血脂的功效。

● 散步，小运动大作用

散步，看似极为简单普遍的行为，可是却对降血脂有着很好的帮助。特别是散步时间保持在 30 分钟以上时，便可以将降血脂、减肥的功效发挥到极致。只不过，小动作也要讲究方法，它并不是随便走走就可以的，而是要保持一定的节奏感，速度保持在每分钟六七十步就行，舒舒缓缓，无须着急。清晨、黄昏、睡前都可以，每天散步 1~2 次，不用太频繁。走路时要保持正确的姿态，抬头挺胸，双肩持平，尽量将小肚子收起来，然后两臂与双腿交错摆动。步伐尽量放大些，一边走一边自然呼吸。当然，需要特别提醒的一点是，清晨散步很容易降低食欲，所以散步的最佳时间其实是黄昏或者睡前。

这种有节奏的散步要达到 30 分钟以上，最好可以持续 60 分钟，这对于老年人来说可能力度有些大，不过如果感觉累了，则可以走半小时，然后休息一会儿，再继续走，将 1 小时的散步分开来进行也是一样的。但老年人应该记住，散步虽然是个小动作，但也需要在运动前进行热身活动，比如活动一下关节，拍打一下双腿，这样能有效减少韧带的黏滞性，并有助于调整心率，运动起来更轻松。

● 慢跑，举足之间的降脂智慧

慢跑的运动量比散步要大一些，属于中等强度的运动，跑步的速度可以慢速，也可以稍快速，具体情况需要患者根据自己的病情来自行决定。通过慢跑，患者体内多余的脂肪会迅速燃烧，化为热量，长期坚持慢跑锻炼能够增强心肺功能和消化功能、增强血管阔度和弹性，对调节血脂有益。

慢跑容易，但真正掌握正确方法的人并不多，如果只是用一股子蛮力去乱跑，则反而会伤害身体。下面，我就说一说慢跑时要注意的事项。

首先，运动前要热身，活动腿脚关节，摆动胳膊、肩膀、腰部，让全身放松，这个过程很重要，不要忽略了它们的作用，特别是有早起锻炼习惯的人群，打开身体的黏滞状态可以减少意外受伤的概率。

其次，跑步时全身要放松；动作要协调，有节奏；呼吸自然绵长，不憋气，两步一呼，两步一吸；步伐轻快，双臂自然摆动。

最后，跑步时应该放松心态，不要有压力。跑步时间每次不要少于30分钟。跑步地点最好选在安静、空气清新的公园。

慢跑虽然容易，但坚持下来的并不多，因为慢跑的过程有些枯燥乏味，很多人不愿意坚持。所以，在慢跑的过程中，不如多变换几个方法，以调节心态。在这里，我分享几个慢跑时的不同方法，以方便大家自行调节。

原地踏步跑

如果跑得累了或者嫌跑步过程太枯燥，也可以停下来原地跑，跑的时候只需要高抬腿就可以了，这样可以不受场地不受时间的限制，在房间里也可以进行。跑一阵就休息一会儿，再继续跑，如此分为几段过程，每日累加，也可以一天比一天增长时间，这样就能很快完成每日的慢跑运动量了。

改变速度

慢跑虽然已经很慢，可对于很多老年人来说还是不小的重负，特别是对体态丰满的人群，经常会造成心脏的不适。身体弱或者年纪较大的老年人，可以在慢跑 10 分钟后，改为快走，只要比平时脚步稍微快一点儿就行，走 5 分钟，在心率平静、气息平稳之后再次进行慢跑，这样就会容易坚持了。如果年龄、身体都允许，则可以慢跑与快跑之间相互切换，快快慢慢的跑法，同样能提升身体脂肪的消耗。

设计目标

对于初次慢跑的人来说，一天几千米的距离确实是很大的压力，有些老年人只是想想都会心生畏惧，这对于慢跑的坚持是非常不利的。因此，慢跑时可以以较短的距离为目标，一个目标一个目标地超越，这样比直接跑一条看不到头的路要容易得多。又或者是在自己熟悉又喜欢的地段跑，这样会心情愉悦，不觉得乏味。

● 游泳，休闲中也能降脂

游泳的好处非常多，它不但能缓解腰部的疾病，还能增强呼吸系统的机能。经常游泳能提高身体的柔韧性，对肌肉和韧带的发育、生长也有着极好的辅助功能。

游泳对高脂血症患者也有着极好的作用，长期游泳能增强心脏的收缩力，使血管壁厚度增加、弹性增大，对降血脂有益。游泳时消耗的能量较大，在水中游100米可以消耗419千焦热量，相当于陆地跑400米。所以这项运动非常适合高脂血症患者。

不过，游泳虽然耗能量，但也应该注意时间的把握，一般情况下，游泳的时间只有保持在30分钟以上才能达到良好的降脂效果。有研究表明，当人体在水中运动15分钟时，其体内热量被消耗，运动30分钟后，其体内脂肪被消耗。这不难理解，人体只有在正常能量被消耗殆尽后，才会是消耗脂肪供给能量的开始，这样才能达到减少脂肪的效果。所以，游泳与其他陆地运动一样，应该在时间上有所把控，这样才能有效地改善血脂。

在游泳过程中，正确的游泳方法也可以帮助脂肪快速消耗。我们都知道，水的阻力越大，人所消耗掉的能量就越高，而且它不会只专注于某个部位，被水包围的身体部位都会因此而降低脂肪量。这就要求游泳的人，如果身体情况允许，则尽可能加快游泳的速度，又或者逆水而游，这样就能加大水流带来的阻力，为加强脂肪消耗提供条件。

其实，中老年高脂血症患者，选择游泳比选择其他运动方法更为有益。这是因为人体处于水中时，不但血液循环得到提升，关节也不会因为用力而被强性磨损。所以，有关节疼痛等症状的人群尤其适合这一运动。

● 跳绳，有益脏腑的游戏

说起跳绳，似乎有让人回到童年的感觉，可是这看似单调又有些幼稚的游戏，却是有益于脏腑的好运动。因为它能增强人体心血管、呼吸、神经等系统的功能，不但让身体肌肉更加结实，心脏机能更加有力，而且让身体多余的脂肪都一同被消耗掉。可见，跳绳是非常适合高脂血症患者用来降脂、改善心血管系统、增强心脏功能的运动，对身体好处多多。

正确的跳绳方法

也许有人会说，谁都会跳绳，这种说法可不一定正确。中老年人群，万不可逞一时之快，不分节奏地乱跳，这会让心脏及关节等部位产生不适。正确的跳绳方法应该是先热身，热身时可压压腿，让大腿内部肌肉感受到拉伸的力量，然后摆动胳膊，使胳膊活动灵活。

在最开始跳绳的时候要采用短时跳法，每天跳 3 分钟。连续跳 3 天之后，开始跳 3 分钟休息一下；再跳 3 分钟，分段式地断续进行。这样跳到 3 个月的时候，便可以每天连续跳 10 分钟，休息之后再继续；半年之后则可以一次性连续跳 30 分钟了。

在速度上，也应该有所注意，慢速跳的时候，每分钟可以跳 60 次左右；快速跳时，1 分钟可以达到 140 次以上。这样 1 次跳半小时，便可以达到慢跑 90 分钟所消耗的能量。

跳绳应注意的事项

● 跳绳的时候，应该穿平底、软质高帮鞋，这样既能保护脚底又能保护脚踝。

● 跳绳场地不宜太过坚硬，比如水泥地；也不能太过光滑，比如大理石地面等。要选择草坪、木地板或者是泥土地为好。

⊙ 腿部关节受过伤，或者腿部疼痛的人群，应该先咨询医生再跳，而体重比较胖的人，则要在跳绳时尽量低抬腿，不然腿部受压力过大，会损伤关节。

适宜人群

高脂血症、高血压、失眠症、抑郁症、肥胖症、糖尿病等人群都适合用跳绳来改善症状；而处于更年期的女性则可以通过跳绳舒解情绪。但心脏病、静脉曲张、骨质疏松、支气管炎以及孕妇等人群，最好不要随便跳绳。

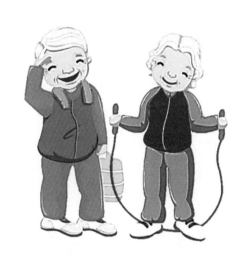

● 健身操，健身又降脂

健身操是一项很好的运动，高脂血症患者通过跳健身操可以达到强身健体、降低血脂的功效。但是，这并不是说每个高脂血症患者都可以随便跳健身操，还应该针对自己的身体情况，有步骤、分次数地进行锻炼。这套减脂健身操的动作是这样的。

一、左右转体

将两脚自然分开，保持与肩同宽的距离，双手搭在腰间，然后上身肢体由右向左转动，直到身体转到极致，腰部可感觉扭抻感，然后慢慢向回转动。身体回到原地之后，上身再由左向右转动，与右侧转动一样，尽最大限度。如此反复进行左右转动，不能少于 20 次，以使腰部达到充分的运动。

二、蹲起运动

保持两脚分开的状态，双手向上，握于脑后，上身直立，慢慢向下蹲，膝关节可以弯曲向前；蹲下之后再慢慢站起，反复蹲下，站起，反复 20 次即可。

三、腿部锻炼

两只脚自然站立，放松肩部，让肩膀垂放自如。手掌伸开，掌心贴在大腿的两侧；然后右腿弯曲，大腿与小腿呈 90°，尽力向上，抬到自己可以抬的最高限度，再慢慢向下放。做完右腿以此方式继续抬左腿，双腿反复进行，可抬 20 次。

四、仰卧起坐

方法和常规的仰卧起坐相差不多，不过手不要放在脑后，而是身体仰卧，双手放在胸前，向上高抬，向上伸手的时候，自然带动身体向上，就像有一根绳子向上拽一样，直到身体完全坐直，再慢慢仰卧回原位；

这样反复 30 次就行了。

五、双臂对撑

向着墙面站立，与墙体保持 80 厘米左右的距离，然后伸出双臂，接触到墙面后，用力推墙回归原地，反复屈伸 20 次就行。

这样，一套简单的降脂健身操便做完了。过程虽然很简单，但效果却很好，因为人体的肌肉在收缩的过程中，有利于脂肪的消除。不过，如果想要降脂，那么运动后 12 小时的时间里，要少食高脂食物。

● 攀登，降脂的最强运动

我们经常说，降脂最好采用有氧运动，而在日常中最常见的有氧运动莫过于爬楼梯了。当然，只要是向上攀登的运动对于降脂都有着非常好的作用。这是因为攀登的动作可以让高脂血症患者心肺功能增强，内分泌、消化系统功能增强，从而起到消耗脂肪、降低血脂的功效。不过，不同人群在进行攀登的时候，要有所注意，以免降脂不当伤了身体。

首先，不管是爬楼梯还是爬山，都要让身体有一个适应的过程，充分的热身运动不可少，特别是膝部、脚踝部，都要进行一番活动；压腿，拉抻之后，感觉身体活动开了，才能开始攀登。

其次，如果呼吸系统不好，则在攀登的过程中要减慢速度，可以慢慢地攀登，给自己设定一些短距离的目标，一步步地完成。

第三，攀登时场所有一定的要求，如果是爬楼梯，就应该选择台阶防滑、光线好、扶手方便扶到的地方。如果是爬山，则尽量寻找山势不高、陡峭度不大的山体，还要配一副手杖，这样才最安全。

第四，对老年人来说，攀登运动不能持续太长时间，而且中间一定要休息，一是可以减少膝盖的负荷，二是能让身体保持充分的能量。一般攀爬10分钟左右便可以坐下来休息一段时间，然后再继续向上。而下楼梯或者下山的时候，一定要小步、慢行，脚部一定要稳。

第五，在这里要特别提醒所有进行攀登运动的高脂血症患者，攀登运动虽然很好，但不宜每天进行，1周进行3次即可，这样身体才能得到很好的休息。在攀登的过程中，运动心率要保持在120次/分钟，如果心率过快，则要停下来休息。

最后，在攀登开始之前，不管渴不渴，喝点儿水是非常有必要的，这样能让身体内的水分得到保持，在攀登的过程中也是如此，及时补充水分，如果是喝含有适量矿物质的水，则更有利于身体健康。

● 太极拳，舒缓的降脂大法

太极拳是中国独有的运动，动作优美，过程连贯，刚柔相济，不仅给人视觉上的享受，还能强身健体、愉悦身心，非常适合老年人习练。因此，太极拳被称为舒缓、优雅的降脂运动，经常锻炼能改善血脂，对高脂血症患者十分有益。

太极拳流派众多，我们在练习的时候不需要一一熟识，只需取其中相对经典的基本技法进行练习即可，比如气沉丹田、沉肩坠肘、舒指坐腕、虚灵顶劲、迈步如猫行等。平时在练习太极拳的过程中，需要注意以下几个方面。

动作连贯

练习太极拳时，手、脚、身、眼等不同部位要相互配合，上下相随，每行一步都应该尽量保持圆活轻柔。动作上动中有静，静中有动，似动非动，似停而非停。缓慢又优雅的动作就是让身体保持柔韧、有力的基础。所以动作规范非常重要，规范的动作能让血液得到充分循环，心肌收缩更加有力。

用力自然

在练习太极拳的时候，切记不可过度用力，而应该保持力度的均衡。这是保持动作、身形的良好法则，最初开始学的时候，应该尽量放慢速度，慢慢地加快手法，但迈步、伸手之间不能用拙力，以免使心脏、动脉供血不足。

意动随行

对老年人来说，排除杂念的运动对身体最为健康。而太极拳要求的就是摒弃杂念，意动随行。练习时呼吸一定要均匀，从自然呼吸到腹式呼吸，呼气时配合向外推、展等动作，过程可以适当长一些；而吸气则比较短，动作一般是收、提。一呼一吸之间，使得身体氧气充足，血压平静，进而达到对血脂的调节。

　　太极拳能降脂，还在于它能让人心情放松、内心平静，与此同时，舒缓的动作能让身体所有的部位得到锻炼。有研究表明，练习太极拳的人，其骨骼、肌肉、神经甚至是血液都能年轻化，可以比同龄人年轻 3~10 岁。由此可见，静下心来打一套太极拳，是多么舒心的一件事情。

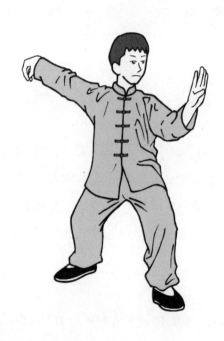

第四章

按摩疗法，
从内而外调节血脂

　　中医认为，高脂血症患者之所以会血脂升高，主要还是因为痰湿过重以及经络不通等。人体的经络就如同一条条相互交错又各自相通的河流，当它们出现堵塞时，人体血液也就有了沉积于动脉壁的机会，从而出现血脂升高等症状。因此，对高脂血症患者来说，除了运动、饮食、药物等方面的调节，按摩也是必不可少的有效手法之一。

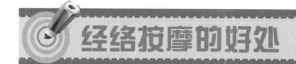

经络按摩的好处

经络按摩是养生祛病的好方法，不但没有任何副作用，而且效果也让人惊喜。经络按摩的好处数不胜数，我为大家简单地总结一下。

促进血液循环

身体的经络就是身体的微循环系统，这是因为经络有着支配血管、肌肉以及神经、脏腑等功能的作用，经络通畅，身体的循环才能通畅。而按摩正是对于经络的调理，它可以有力地推动身体的血液循环，从而改善高脂血症的症状。

减少脂肪堆积

按摩是一个消耗能量的过程，比如当你对腹部进行按摩的时候，就相当于对肠胃的蠕动进行了促进，于是体内废弃物质得到有利排泄，而肠胃对营养的吸收也被加强。这是一个良性循环过程，人的内脏组织越健康，它的吸收、消化就越完全，脂肪也消耗得越快。经络按摩是对身体内在系统的一种改变，身体的代谢正常了，脂肪就不会堆积。

调节脏器功能

人体系统功能不强，实际就是脏器功能不良。比如人的消化吸收系统不好，那就有可能是脾胃出现了问题。所以，想要彻底从系统上进行功能的改善，脏器调节才是关键所在。

人一累了就想要按一按，放松一下，这样就会舒服很多，其实这就是通过经络按摩让受到压力的脏腑得到缓解后的效果。当经络疏通之后，脏腑平衡，气血津液充盈畅达，这时脏器功能就会得到加强。

经络按摩的常用手法

说起按摩，我们都很熟悉，可是大家并不熟悉常用的按摩手法。这也不奇怪，毕竟大多数人都不是专业的按摩人员，对其专业的手法知之甚少。我在这里给大家普及一下经络按摩中常用到的手法，以方便大家在家就能进行正确的经络按摩。

擦法

擦法是用手掌的鱼际部位以及掌根在经络上进行直线摩擦的按摩方法，又被分成掌擦法、侧擦法以及鱼际擦法，最适合用在腰、四肢以及肩部。

按法

用手指或者是手掌根在经络上进行有节奏的下压，一上一下的过程，即为按法。这种方法适合面积小、用力大的部位，比如单个穴位。

揉法

用手指指腹或手掌，直接作用于身体上进行旋转式的揉动。整个动作贵在柔和，揉转的幅度要由小而大，用力应先轻渐重。

掐法

利用手指与指甲，对穴位进行用力刺激的手法便为掐法。一般情况下，如果穴位处比较深或者需要格外用力，则可以采用此手法。

点法

比较常见的手法，可用单指、指关节或者按摩棒用力下按。它在按摩过程中常与按法相结合，共同使用。

搓法

以手指腹或者手掌，甚至是两只手对搓要按摩的部位，使其产生热感。这个方法适合不能用力下按的部位，比如小腹、肚脐等。

推法

推法是指利用手掌或者单指，从皮肤的一侧向前或者向上、向外的推挤。一般呈直线状，比如肌腱鞘部位。

拿法

拿法与捏法比较相近，通常用两个手指拿住按摩部位，向上提起再放下。主要用于颈项部、肩背部及四肢部。

捏法

最常见的就是捏脊，捏的时候用拇指联合其他手指，对按摩部位进行挤压。除了捏脊，很多穴位也可用此法，比如合谷穴及手指上的其他穴位。

摩法

将手指或者手掌放于被按处，向一个方向进行推挤。这种手法适合多个穴位的刺激，又或者是整条经络的按摩。

叩法

就是轻轻敲打的意思，可以采用空拳、掌心弯曲等方式，对穴位进行适度而有节奏的敲打，适合不能用力过度、位置又比较突出的部位。

滚法

滚法很考验协调性，用手轻握之后，小指一方的表体对穴位进行滚动，在滚动的过程中，要充分调动腕关节以及前臂，边滚动边旋转，比较适合肩、背等处。

手部按摩防治高脂血症

在我们的手上，有很多的穴位，其中 6 个穴位是防治高脂血症的专门穴位，如果平时多对这些穴位进行按摩，就可以起到改善血脂的效果。同时，除了直接可见的穴位，更有手掌内不同的反射区，它们都与高脂血症相关，在按摩的时候可别忘记了。

● 手部的穴位按摩

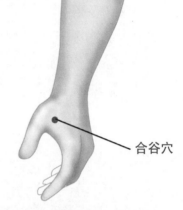

合谷穴

合谷穴：拇指、食指骨结合部的中间点，将两个手指合拢之后，肌肉的最高处即是，又称"虎口"。

劳宫穴：伸出手掌心，于第二、三掌骨处，可将手指握拳，中指的指尖处就是劳宫穴。

鱼际穴：大拇指下方，与腕部相连的中间点，当大拇指伸直时，可见泛白处便是。

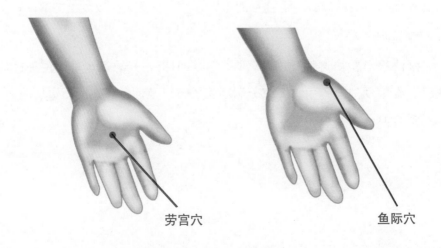

劳宫穴

鱼际穴

内关穴：手掌心朝上，与腕部相连接处的横纹向下 2 寸处。

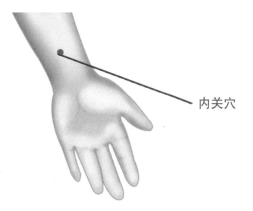

内关穴

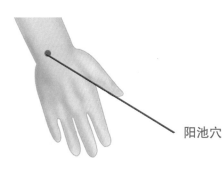

阳池穴

阳池穴：手掌心朝下，于腕部横纹中的下陷处，可用指腹揉动按摩。

太渊穴：仰掌，在掌后第一横纹上，用手摸有脉搏跳动处的桡侧凹陷中。

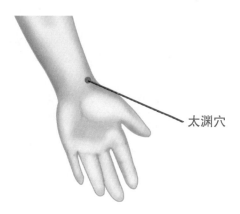

太渊穴

以上 6 个穴位有通调血脉、改善体质、降低血压、消除血脂的作用；每天可分别按摩 1~2 次，每次 3 分钟以上。在按摩的时候，可借助工具，也可直接用手指，但不能急于求成，只有长期坚持才能达到降脂保健的目的。

● 手部的反射区按摩

按摩手部的肺反射区,脾、胃反射区,肾、肾上腺反射区,小肠、结肠、十二指肠反射区,心反射区,对降血脂有利。

按摩反射区可采用揉、按等手法,让反射区区域感觉到发热便可,一天可多次按摩,不拘时间。起作用后,一般可反应为排泄感加强,有想去厕所的冲动。

左手掌反射区示意图

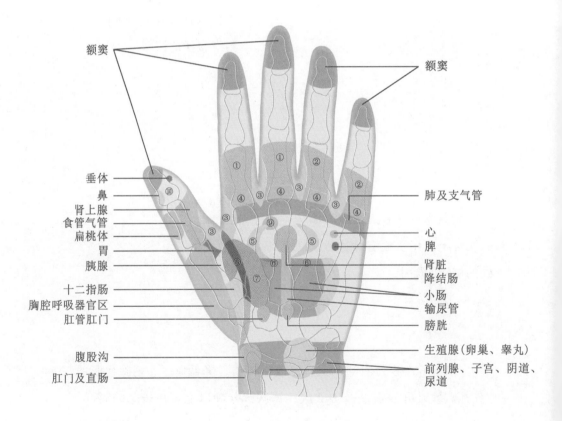

①眼 ②耳 ③颈肩区 ④斜方肌 ⑤腹腔神经丛 ⑥横结肠 ⑦胃脾大肠区 ⑧甲状腺 ⑨颈项 ⑩大脑

右手掌反射区示意图

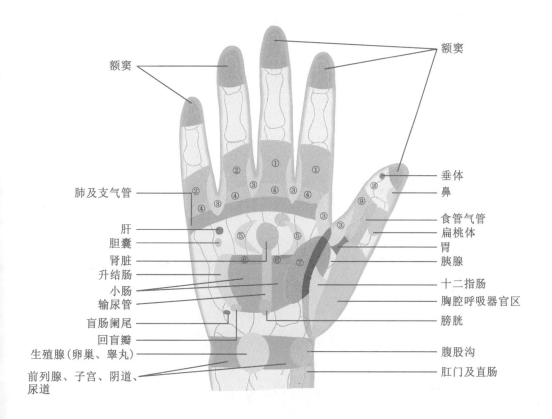

额窦

额窦

肺及支气管

肝
胆囊
肾脏
升结肠
小肠
输尿管
盲肠阑尾
回盲瓣
生殖腺(卵巢、睾丸)
前列腺、子宫、阴道、
尿道

垂体
鼻
食管气管
扁桃体
胃
胰腺
十二指肠
胸腔呼吸器官区
膀胱
腹股沟
肛门及直肠

① 眼 ② 耳 ③ 颈肩区 ④ 斜方肌 ⑤ 腹腔神经丛 ⑥ 横结肠 ⑦ 胃脾大肠区 ⑧ 甲状腺 ⑨ 颈项 ⑩ 大脑

足部按摩防治高脂血症

因为人体的特殊结构，人身体各个器官的神经都会延至足部，当人体的某个器官出现异常时，足部反射区就会有结晶沉积成为痛点，刺激这些痛点就可以快速排出沉积在组织周围的毒素和废物。同样的道理，当人体血脂异常时，可以通过刺激足部的穴位以及对应的反射区来改善。

● 足部的穴位按摩

行间穴：脚大趾和二趾之间，骨缝连接处的后方，可见赤白肉隆起的地方就是。

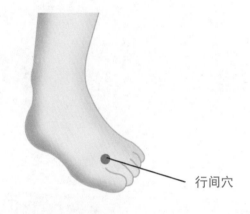

行间穴

公孙穴：在脚部的内侧，大脚趾骨基底部下方，有一块凸起的赤白肉，即为公孙穴。

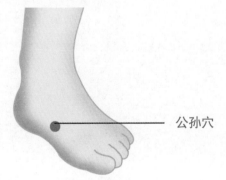

公孙穴

太冲穴：脚背处，大趾与二趾结合部位，有一个下陷的凹点，就是太冲穴。

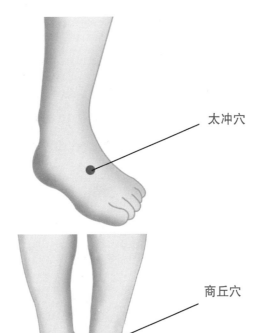

太冲穴

商丘穴：在脚内踝前面的下端，有一个下陷点，也就是舟骨结节和内踝尖连接的中间点。

商丘穴

涌泉穴：这个最好找，在脚底中心的位置，也就是我们俗称的脚心。

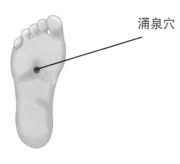

涌泉穴

以上 5 个穴位都是利血、通脉、改善身体气血比较突出有效的穴位，对其进行按摩，能有效地调节人体气血，促进循环。每天可分早晚 2 次，对其采用掐、按、点、揉的手法进行按摩，一般 1 次按摩 2 分钟左右即可。但涌泉穴可以加长时间，以 5 分钟以上的时间为宜。

● 足部的反射区按摩

　　按摩足部的甲状腺反射区，脾反射区，胃反射区，肾、肾上腺反射区，心脏反射区，脑反射区，胰腺反射区，可有效改善血脂。

　　这些反射区部位，可每天按摩 1 次，1 次 2 分钟，基本采用自下向上的推法以及拇指按揉法或捏拿手法。对于脑和心脏反射区，以轻轻揉动为宜。

足底反射区示意图

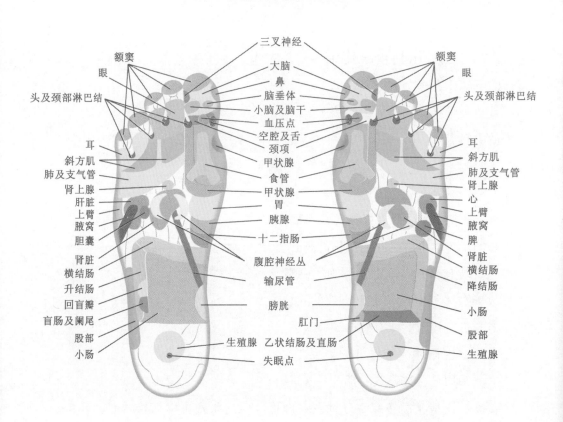

头部按摩降低血脂

头部的穴位其实有很多，但是它相对于身体其他部位，按摩起来更难下手。有效的头部按摩能预防老年痴呆、脑血管病、细胞老化等，长期坚持，可改善高脂血症的症状。下面，就为大家介绍一下头部与降血脂相关的穴位。

印堂穴： 在头部两条眉毛内侧的正中间，可仰头取穴，寻找眉中下陷点就可以。

攒竹穴： 正坐之后，手指腹按压两眉毛的内侧端点，摸到下陷的凹点便是了。

太阳穴： 由耳郭的前方，向两侧额前移动，于外眼角延长线的上方，就是太阳穴。

神庭穴： 以印堂穴为中间点，由此直线向上，进入发际的半寸处。

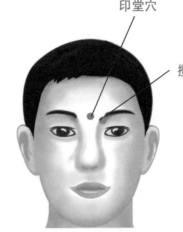

印堂穴

攒竹穴

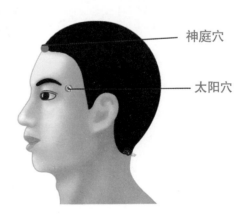

神庭穴

太阳穴

百会穴：就位于头部顶端的正中间点，寻穴时需正坐，由两耳向上，在正中处就是百会穴了。

风池穴：它位于脑后入发际处，可取枕骨下方，由胸锁乳突肌和斜方肌上方相接的下方凹陷处。寻穴时可用两手大指放于脑后，四指捧于耳部，大指的端点刚好指于风池穴上。

风府穴：以后背脊线为中间点，直接向上，于发际线向上 1 寸的地方。

翳风穴：位于颈部，耳垂后方，乳突下端前方凹陷中。

以上这些穴位多以指腹按揉为主，其中印堂穴可用指腹向神庭穴推按，而攒竹穴则向太阳穴分推。每个穴位每天按摩 1~2 次，每次 2~4 分钟，感觉到穴位发热就可以了。

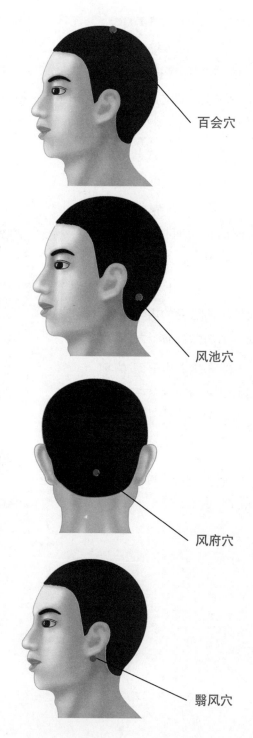

百会穴

风池穴

风府穴

翳风穴

腹部按摩降低血脂

有的人大腹便便，给人"富态"的感觉，但在"富态"的背后，隐藏的却往往是高血脂、高血糖、高血压的威胁。因此，对于有高脂血症的人来说，不但要减去这"富有"的肚子，还要降低血脂，从根本上来约束体形的增长，从饮食上减少脂肪的积聚。我们现在就看一看帮助消化、分解脂肪、降低血脂的腹部重要穴位。

按摩的重要穴位

神阙穴：腹部中央的下陷点，也就是我们常说的肚脐眼。

中脘穴：以肚脐眼为中间点，由此向上4寸即是。

水分穴：由肚脐向上，1.5寸处。

气海穴：由肚脐向下，1.5寸处。

天枢穴：由肚脐向左右各旁移2寸，为左右天枢穴。

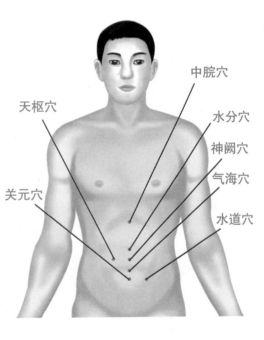

关元穴：从肚脐开始，直线向下移动3寸，为关元穴。

水道穴：以关元穴为中间点，向左右移动2寸，是水道穴。

以上几个穴位都分布于我们的腹部，平时自己俯手便可触摸，但它们的功效却是你所想不到的，不但能促进消化，而且还能消耗脂肪、降低血脂、收缩腹肌。因此，对这些穴位进行按摩是降脂过程中必不可少的。只不过，腹部按摩可不能像其他穴位那样重按重点，而是要轻按、轻点、轻摩、轻推。

按摩的基本手法

 以神阙穴为开始点，对搓双手，以热掌心覆于肚脐上，轻轻摩动 50 圈，感觉到腹部发热便可以了。轻摩的时候，要记得男性由左向右摩动，女性则由右向左摩动。

 以右手的中指，轻按中脘穴、关元穴、天枢穴等穴位，下按之后稍停 3 秒钟，然后抬起，再继续下按，反复 30 次即可。

 天枢穴、水道穴分左右各两个，用手指腹轻点穴位，点的时候先右后左，反复点 30 次。

 轻推腹部；两只手分别并拢，将左手压在右手的手指之上，右手掌沿着腹部向下推动；此时左手应该轻轻用力，推到小腹底之后，再轻轻推回，反复 5 次；然后从肚脐的上方开始，从左侧向腹部右侧推动，依次下降至小腹，各推 5 次。

第五章

养成良好生活习惯，
降脂从点滴做起

生活习惯对血脂的影响很大，如果能从生活点滴进行改善，那么血脂不但不会上升，升高的血脂也一样可以乖乖地降回去。所以，好身体需要好习惯，而降血脂更需要坚持这些好习惯。

高脂血症患者的四季保养

传统中医一直讲究四时不同、养生方法不同的原则，这是因为顺应四时，规律生活，可以提升人体免疫功能，增强体质。对于高脂血症患者也是如此，如果能在不同的季节应用不同的保养方法，体质就会得到改善，对疾病侵袭就有更强的抵抗力。

● 春季：血脂达到最高峰，过节一定管好嘴

春天，是万物生发之时，这时我们身体的阳气也开始积聚，从而带来蓄势待发之象。春节往往在初春时节，这时很多人会不加约束地放纵自己的生活。这对于高脂血症患者来说可不是什么好事，气温、饮食，明显都会让血脂面临极大的考验。

春季气温不稳定，早晚温差比较大，而空气又相对干燥。这种气温条件之下，再加上阳气生发，往往会使人体水分不足。如果再不加控制地食用大鱼大肉，并且烟酒无度，心脑血管就会不堪重负。中医认为，春季最容易诱发和加重心脑血管疾病，所以在这个季节，一定要管好自己的嘴，管好自己的饮食起居。

那么，我们应该怎样做才能远离高脂血症造成的危害呢？

高脂肪菜肴要忌口

春节时，每家每户都会准备很多美味佳肴，很多人禁不住诱惑，不小心就吃多了。如果食用了过多高脂肪的食物，血脂也会上升。所以，我们一定要管好自己的嘴。

多喝水，多吃蔬菜水果

多喝水能够稀释血液、促进排泄、利尿清毒。水果蔬菜中含有丰富的维生素和膳食纤维，既能保证营养均衡，又能帮助降低血脂、胆固醇。

忌起卧过猛

不管是早晨起床还是夜晚睡觉，动作一定要舒缓，不要做猛烈的动作。起床之前先躺在床上慢慢活动一下手脚、转转脖子，然后再缓缓地坐起来，下床。晚上睡觉的时候也不要猛地就躺下去，要慢慢地躺，要仰卧或侧卧，动作幅度不能太大。这样，才可避免心脑血管病的发作。

锻炼分时

春季的时候，高脂血症患者锻炼的最佳时间是早上，但这个"早"也不能太早，不能天没亮就出来了，最好还是等太阳出来，光合作用增强，氧气富裕的时候再锻炼。可以做的运动很多，太极拳、散步、走步、慢跑都成。放风筝、打羽毛球更是乐趣无穷。但因为春季水温还较寒，所以最好不要游泳，以免发生意外。

● 夏季：预防高温导致的血栓

夏天，天气炎热，特别是在持续高温的时候，人体的体表血管就会扩张，这时血液大量集于体表，从而让脑部供血不足。高脂血症患者在夏季最应该预防高温导致的血栓，下面就告诉大家应该从哪些方面预防高温带来的危害。

控制血压

对高脂血症患者来说，血压突然升高、下降都会对血管造成刺激，从而引发心脑血管类的疾病。高脂血症患者要时刻关注自己的血压，让其保持相对平稳。另外，更要注意呼吸的通畅，高温、闷热造成的呼吸困难、气喘都有可能诱发心脑血管疾病。如果出现头晕、胸闷等症状，就要及时就医。

情绪稳定

情绪对心脑血管疾病影响特别大，紧张、发怒、烦躁甚至是兴奋过度都会导致血管痉挛、血压飚升，甚至会增大血液黏稠度。这些都会导致血液循环不畅，血液循环不畅不仅会引起血栓的发生，还有可能造成血管的破裂，非常危险。所以高脂血症患者应该保持稳定的情绪，让自己尽量心平气和。

适量运动

虽然天气炎热，但运动不可少，适量的运动对于脑部血液循环很有帮助。而且高脂血症患者本就血液流通不畅，如果长时间静坐，就会增加血液黏稠度，为脑部供血不足提供条件。适量的有氧运动对防止血栓有着很好的帮助，但一定要选择温度相对较低的时间段，比如早晨、傍晚等时间。同时也不要运动量过大，散步、太极拳等运动就很好。还要记得运动之后及时补充水分，让身体不要缺水。

饮食清淡

夏天人们很容易没有食欲，但经常不吃东西就会降低身体的免疫力。夏天，高脂血症患者适宜清淡饮食，每天可进食五谷粥类以及蔬菜和水果。这对于高脂血症患者来说，不但能补充身体所需的营养，还能改善血液的质量，让血脂得到良好的调理。

● 秋季：心血管疾病的高发期

秋天，被称为心血管疾病的高发期，这是因为秋天温差比较大，天气容易变化，忽冷忽热。人体血管会因为冷热不调而诱发疾病。而且天气乍凉，人们的食欲又开始增加，容易造成入冬前的脂肪囤积，给血管造成负担。

秋季气候干燥，人体的水分消耗变大，高脂血症患者要及时补充水分，以免血液黏稠度升高，导致症状加重。所以，大家应该在这个季节格外关照自己的身体，从各个方面进行心血管疾病的防范、调理。

合理饮食、科学进补

秋季干燥，水果、蔬菜对身体最有益处。高脂血症患者应该多进食营养丰富的水果、蔬菜。五谷杂粮、菌类、豆类食物含有丰富的膳食纤维，膳食纤维是降低血脂，促进排泄的最佳食物。另外，鸡肉、鱼肉等食物富含优质蛋白质，但脂肪含量极低，所以高脂血症患者可以经常食用。

加强运动

天气慢慢转凉，人们食欲增加，此时高脂血症患者千万要注意，不能好静不动。正确的做法应该是加强运动，一般每天不能少于 1 小时运动量，如果身体情况允许，则可以增加运动量。但不建议采取大幅度的剧烈运动方式，而应该以慢运动为主，游泳、慢跑、饭前饭后步行，都是很好的方法。

嘴脚齐动

除了以上良好的生活方式之外，高脂血症患者不妨多张闭嘴巴，多动动脚踝，进而增强从头到脚的血液循环。张闭嘴巴就是闭嘴用鼻子吸气，再张开嘴把气慢慢地呼出去，连做 30 次即可，能有效刺激脑部的血液。而脚踝左右进行摇动，就是为了活跃静脉血液的回流，帮助降低血管老化带来的血液不畅，从而减轻心脏的负担。

● 冬季: 防止中风和冠心病

冬季寒冷, 严寒的天气会让血管剧烈收缩, 高脂血症患者一定要格外注意。另外, 天气严寒, 出去运动的次数也会变少, 这样一来会令脂肪囤积、胆固醇增高, 进而血脂不稳, 容易诱发冠心病、中风等疾病。所以, 高脂血症患者在冬季更应该注重生活、饮食方式, 以防血脂变化导致严重后果。

进补需谨慎

高脂血症患者在冬季可以进补, 但一定要把握好原则, 那就是以控制血脂为前提。高热量、高脂肪的进补食物绝对不要选, 特别是高胆固醇的肉类, 一定要少吃。高脂血症患者如果把握不准进补原则, 则不妨到医院咨询医生, 进行适当、适量的进补。

穿衣有讲究

冬季气温低下, 而室内室外温差又大, 这就容易造成血管剧烈收缩, 诱发卒中、心绞痛等症。高脂血症患者出门时多穿衣服, 帽子、围巾、口罩都不可少, 做到严防冷空气侵体。而进入室内则要及时减衣, 不要以为出汗会促进血液循环, 忽冷忽热会对血管造成刺激, 极容易引起血压不稳, 从而诱发心脏、脑血管的病变。

运动要节制

很多人因为冷, 所以不经常运动, 一运动就想要快点儿出身汗, 以缓解寒冷带来的畏手畏脚。这种做法非常不好, 过量运动会造成心跳加快, 心肌耗氧的增加, 从而让心率紊乱。所以每日合适的运动不可少, 但不能过量也不能太过耗费体力。

起居要注意

高脂血症患者在冬天不要打乱正常的生活规律, 早起晨练不宜过早，晚上不要熬夜，生活状态正常才会让血压如常，心脑血管压力减轻。同时，每日应服的药物不可遗忘，更不要因为感觉症状减轻便私停用药。外出时，应该随身携带急救药品，当发现身体不适、头晕、胸闷等情况时，要及时服药，并原地休息。另外，保持情绪平稳，只有心情好、精神足，才更有利于身体的健康。

摒除恶习，让血脂平平稳稳

一个人想要健康，一定要改正不良的生活习惯，只有如此，才能为健康夯实基础，铸就强壮的体魄。高脂血症患者更是如此，想要血脂平稳不反复，想要心脑血管病症远离自己，就要改掉熬夜纵饮、只吃不动的坏习惯。

● 久坐损害健康，降脂就要动起来

久坐不动不仅仅是年轻上班族的常态，也是大部分人的生活常态。特别是上了年纪的人，每天坐着的时间远远超过做其他事的时间。有调查发现，人们坐的时间正在慢慢被加长，其中老年群体每天坐的时间是除去睡眠时间之外的 2/3。而这种久坐行为，为身体的健康埋下了隐患。

这是因为人体气血通过顺畅的经络进行流通、循环，而久坐会压迫大腿、臀部的经络，造成膀胱经部位的气血不畅甚至是瘀滞。于是身体膀胱功能受到影响，进而肾脏受到膀胱的影响引发功能异常。中医常说"久坐伤肾"，便是这个道理。久坐的人群，往往表现出便秘、失眠、面色苍白、皮肤瘙痒等问题。这告诉我们一个事实，久坐的人血液循环发生了问题，已经存在瘀滞。所谓"流水不腐"，血液就如同人体流动的水，如果它发生瘀滞，那所有的毛病也就要一起来了。可见，久坐必然导致健康受损。

对于有久坐坏习惯的人群来说，改变这种损害健康的方法只有一个，那就是动起来。在生活中就有大量的现实案例，从事体力劳动的女性和常坐办公室的女性相比，从事体力劳动的女性不太忌口，经常食用高脂肪高能量的食物，但并不会体重增加、血脂异常，因为她们一直在劳动。但常坐办公室的女性则天天喊着减肥，每天只吃蔬菜、水果，

但体重并没有减轻，这就是因为她们每天都坐着，很少活动，久而久之，就造成了脂肪的堆积。可见久坐确实对身体的影响很大。

　　高脂血症患者每天都应该坚持一定的运动，而每次运动必须持续半小时以上，这样才可以有效减少皮下脂肪，达到降脂的目的。另外，降血脂也好，减肥也罢，最怕的就是没有毅力，三天打鱼两天晒网的方式不但无益于身心，还会导致皮下脂肪的反弹。所以，每日进行持久的、习惯性的有氧运动，对高脂血症患者非常有益。

● 不仅要戒烟，还要远离二手烟

说起吸烟，很多人都会加想到它对肺的危害。但是，高脂血症患者却不该不知道：香烟会直接影响血脂平衡。这是为什么呢？我们可以从不同的方面来分析。

降低高密度脂蛋白

不管男性还是女性，吸烟的人群，其血清中的高密度脂蛋白含量基本都会低于不吸烟人群，这是因为香烟中的物质会抑制肝细胞线粒体合成高密度脂蛋白。人体好的胆固醇被降低，血脂平衡性受到了影响。

三酰甘油升高

吸烟人群的三酰甘油会比普通人群高一些，这是因为香烟中的尼古丁进入人体之后，会释放出一种叫儿茶酚胺的物质，这种物质会让人体血浆中的游离脂肪酸增加。这样就会造成脂质被迫从脂肪中脱离出来，此时就算你再怎么减少身体脂肪，那三酰甘油还是会高于正常水平，因为它不会随着脂肪排出体外。

其他成分也受影响

吸烟者的血清总胆固醇以及低密度脂蛋白都会被香烟释放的物质氧化，而蛋白质分布也因此被改变，这就造成了身体胆固醇的沉积与血脂的升高。想要降血脂，一定要戒烟。

二手烟风险大

其实，不只吸烟有害，吸二手烟也一样会造成血脂异常。有数据统计显示，二手烟可以在短时间内让罹患冠心病的风险上升。而从临床发现，吸二手烟的男性，其患冠心病的风险是普通人的 4~6 倍，而吸二手烟的女性，其风险性则为 6~9 倍。这是因为被动吸烟后体内所产生的化学物质使得血液黏稠度增加，使心肌组织受到影响，血脂产生异常，进而容易诱发冠心病等症。

● 酒可以喝，但一定要限量

高脂血症患者到底能不能喝酒？有人认为酒精不但会伤害身体，还会引起血压波动，对高脂血症患者有害无益。而另外一部分人则认为，酒精可以促进血液循环，对高脂血症患者有好处。到底哪一种认知才是正确的呢？下面我们就来看看酒精对高脂血症患者的影响。

危害

➔ 饮酒过量，会损害肝脏。酒精进入人体会造成肝脏代谢异常，从而引起脂肪肝、肝炎、肝硬化等病。

➔ 导致胆固醇、三酰甘油升高。酒精会使血液中的脂质沉积，血管流量变小，于是使高血压、动脉粥样硬化等都成为易发病。

➔ 长期大量地饮酒会使心肌代谢产生异常，脂肪变性，心脏弹性收缩力减小，心脏的正常功能受到影响。

➔ 消化系统受到伤害。因为酒精的刺激，人体消化道黏膜、胃黏膜、食道都可能引起充血、水肿等现象，于是产生消化道疾病。

➔ 免疫力降低。酒精对身体自我防御系统中的免疫因子、有益细胞进行伤害，造成病变。

好处

➔ 酒可以增强胰岛素的敏感性，糖尿病患者可以少量饮用。

➔ 啤酒能强壮骨骼，减少骨折概率；啤酒中的硅元素能强化骨质密度，预防骨质疏松。

➔ 葡萄酒可以预防恶性肿瘤的发生，因为它所含的白藜芦醇可以减少脂肪堆积，抵制肿瘤细胞生成。

由此可以看出，酒对于人体可谓利弊兼半。但有一点必须要明确，过量饮酒绝对是有害无益的，而好处则是少量、适量带来的结果。所以，如果高脂血症患者无法戒除饮酒的习惯，那么少喝一点，1周不超过2次，每次的量以啤酒不超过2杯、白酒不超过100克、红酒不超过1杯为宜。

● 咖啡会影响血脂，尽量少喝

很多人早晨喜欢喝一杯咖啡来振奋精神，这种习惯绝对不是一个好习惯，因为有研究发现，咖啡与血脂以及心脏病之间，存在着很大的关系，过量饮用咖啡可能会让高脂血症患者病情加重，其弊远远大于利。

咖啡在煮沸的过程中会产生一种油性物质，这种油性物质会提升胆固醇含量，升高人体血脂水平。同时，咖啡会让血液中的游离脂肪酸增加，引起心脏的负担。所以过量饮用咖啡，对于高脂血症患者不是一个良好的生活习惯。

咖啡所含的咖啡因对于血脂不高的人来说也并不是完全有益，因为咖啡因会让人注意力集中，警觉性提升，过量饮用，就如同兴奋剂一样，造成人的神经敏感，时间长了便产生过敏机制。如果本身就有焦虑倾向的话，那么还有可能出现心悸、耳鸣等症状。女性则更加要注意，咖啡因有很强的利尿功能，大量饮用会让钙质流失，造成骨质疏松。

不过，咖啡也并不是一无是处，它能预防胆结石、提升情绪、消除疲劳，所以高脂血症患者可以少量饮用咖啡。那么高脂血症患者如何饮用咖啡呢？

➡ 每天不超过2杯，每杯不得超过150毫升，中间可延长间隔时间，最好不要一次性喝完。

➡ 咖啡不宜过浓，咖啡中不应加过多的糖以及奶来调合口感。

➡ 尽量饮用悬滴式或者蒸气式咖啡机煮制出来的咖啡，这样会使咖啡中的油性减少，也可以直接将咖啡中的油质过滤掉，以减少胆固醇的吸收。

有规律的生活是健康的保障

人体内分泌、脏器等方面的运转，都会因为你的生活习惯形成一定的规律性。突然的状态改变，则会扰乱身体生物钟，从而影响自己的精神以及情绪，进而对健康造成影响。

● 保持良好的起居环境

房屋装修时环保很重要

板材、涂料、油漆要达标。家装材料一定要符合国家标准，否则会给健康带来隐患。

减少设计中的复杂性。这样能有效减少日后在装修叠加中释放出来的物质，从而保证有效通风，以降低房间中的有害气体。

经常通风

有效的通风可以减少房屋中的有害物质。如果居住的地方通风条件不好，那么房间的微生物、甲醛、细菌等都会超标，这样我们的健康也就无从保障了。

尽量减少室内有害气体排放

要保持室内空气清新，就要尽量减少室内有害气体的排放，我们来看看哪些是有害气体排放的源头。

> 室内吸烟，直接污染居室环境。各类玩具、家具等，都会释放甲醛。

> 杀虫剂、蚊香、空气清新剂等，都会制造不同的有害气体。

> 宠物、花草，如果护理不当，维护不及时，就会带来室内环境污染。

> 摆放各种家用电器的家庭死角，因为打扫不及时，容易造成污染。

> 室内下水道、排烟口、通风道等成为污染气体的源头。

> 换下来的衣服、鞋袜等，不能及时清洗，造成空气污染。

● 睡得香，起得缓，才能降脂

"吃得好，睡得香，身体才能好。"这是一句金玉良言。吃得好、睡得香，人的身体就能得到充分的休养和物质补充，体质会随之增强，精神也健旺，精气神旺盛，身体想要不健康都难。

现在，许多人罹患高脂血症，大多是因为作息不规律、生活起居有异，以至于新陈代谢异常，从而诱发疾病。

说到这里，许多患者，尤其是中老年患者可能会说："我也想睡得香，但是根本就做不到。"这是实话。

睡得香对很多中老年人来说还真的是一件相当奢侈的事情，大多数老年人平素睡得都不太安稳，经常做梦，睡不着，严重的还整夜整夜地失眠。这是病吗？不是！只是大多数人没有掌握正确的睡眠方法。要想睡得香，其实是有秘诀的。秘诀如下。

➡ 每天睡前两小时活动活动，运动或劳动都行，不要做剧烈的运动，劳动量也不要过大，只要让自己稍稍感觉到有些疲累就好。

➡ 每个人每天的睡眠时间是有限的，成人多为 8 小时，老年人还要更少一些，六七个小时就好。因此，老年人白天的时候不要睡太多觉。尤其是午睡，只要稍稍休息半小时或 1 小时就好。

➡ 放空大脑，保持宁静，是保证睡眠质量的最佳方式，所以，在入睡的时候，我们要做的就是放空自己的大脑，别想太多的事情，也别听很容易令人兴奋的音乐，如果真的要想些什么，那就尽量想些美好的事情，让心变得宁静愉悦，这样，才更容易入睡，睡眠的质量才更好。

➡ 吸烟有害健康，睡前吸烟更有害健康，烟草中的尼古丁就相当于兴奋剂，睡前吸烟和吃兴奋剂一样，吃了兴奋剂，想要安然入睡，显然是不可能的。所以，睡前一定不要吸烟。

实话实说，以上几点虽然都是良方，但再神奇的方法也不可能适合所有的人，如果你在试验之后感觉作用不大，则也别气馁，长期坚持下去，你的睡眠质量一定会得到改善的。

再有，许多老年人，尤其是老年高脂血症患者，之所以失眠，其实不是生理原因，而是心理原因，所以，要想睡个好觉，还需要患者自己去调整心态。

最后，必须特别说明的是，除了睡得香，高血脂患者要想轻松降血脂，还要坚持一个原则，那就是：起得缓。尤其是老年人，更要注意这一点。睡醒之后，先在床上静静地躺两三分钟，然后轻轻活动一下手脚，再慢慢坐起来。坐起来之后别忙着下床，先坐 2 分钟，等身体适应了，再下床开始一天的生活。这样，人体的血液就不会因为骤起而加速循环，从而刺激血管了。血管正常、血压平稳、身体各项功能有序运转，血脂自然也就不会出来捣乱了。

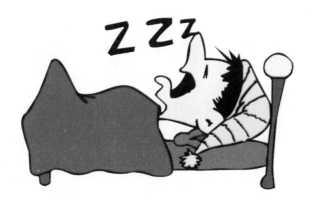

● 每天必喝的三杯水，补充水分又降脂

众所周知，水的作用有很多，它不仅能够稀释人体血液，促进血液正常循环，还有利于代谢，帮助人体排毒。

一个高脂血症患者，一天之内有最适宜降脂的三个时间段，在这三个特定的时间段喝水，降脂的效果最佳。

第一杯水

起床之后，吃早餐之前，饮用一杯水，对人的身体非常有益。水的温度应适宜，不要太高也不要太低，45℃左右就好。喝水量也不宜过多，一杯，以 200~300 毫升为宜。

因为经过一夜的循环与代谢，人的身体中积存了许多的代谢废物，这些废物如果不及时排出，则对人的身体有害无益。起床喝 1 杯水，非常有利于排泄。而且，晚上睡觉时，人的血液循环会放慢，血管中血液的黏稠度会很高，早起喝一杯水，能够稀释血液，让血液黏稠度恢复到正常水准。

第二杯水

一天中第二个适合饮水的时段是午饭后一小时。

饭后一小时喝上一杯水，不仅能够促进胃液的分泌、提高消化效率，还能够补充上午的新陈代谢中损失掉的水分，让人体的血压、血脂等都维持到一个平和正常的状态下。这次喝水，依旧以一杯、200~300 毫升为宜。水的温度没有太大讲究，只要不是太凉就好。

第三杯水

除了晨起、午后一小时，一天中最宜饮水的时间还有晚上睡觉之前。睡觉之前半小时喝上一杯温开水，不仅能够稀释血液，促进睡眠，还能够有效地分解人体的脂肪，让人"轻松"一整晚。

● 排便习惯好，血脂不捣乱

随着经济的发展，社会的进步，人们生活水平的提高，许多"富贵病"也纷至沓来，"三高"、便秘便是其中的常见病。便秘多发生于中老年群体身上，但是近些年来，发病群体渐渐地年轻化，委实令人担忧。

很多人觉得便秘不过就是排泄不畅，不是什么大病，可是它给患者带来的痛苦以及对患者的健康造成的危害却很大。便秘会引发高脂血症、高血压、高血糖以及各种心脑血管疾病，所以，养成良好的排泄习惯很重要。

那么，日常生活中，在排泄方面，我们要注意什么呢？

养成良好的饮食习惯

现代社会，人们总是食不厌精，脍不厌细，看上去似乎是生活水平提高了，但事实却正好相反。过于精细的饮食除了让肠胃的耐受力和消化系统的消化能力有所减退之外，还让粗粮所富含的膳食纤维离我们越来越远。膳食纤维是促进肠道蠕动、增强排泄能力必不可少的一种营养素。因此，日常生活中，高脂血症患者一定要适当地吃些粗粮，同时注意多饮水，不要暴饮暴食，只有这样才能顺利排泄。

精神因素不小瞧

俗话说："心理影响生理。"情绪不好，健康状况自然也不容乐观。一个人长期处于情绪低落、精神压抑、抑郁痛苦等状态中的时候，身体的各项指标都会下降，消化系统和排泄系统的功能自然也会跟着减退或发生紊乱，从而导致便秘等疾病的发生。因此，日常生活中，我们一定要保持心态平和，学会自我调节，不要总沉浸在消极负面的情绪之中。

体外刺激不能少

事情总有两面，排泄也一样，除了内因的作用外，为了更好地促进排泄，我们还可以适当地采用一些外部刺激手法。其中，比较直接的方法就是提肛或者按摩腹部。间接一些的方法就是运动，慢跑、散步、打拳等，运动量不宜过大，适中便好。

每日排便需定时

一般来说，人的最佳排泄时间是在早晨，6点到8点之间。如果你的排便时间不固定且不在这一时间段，那么最好适当地调整一下。每天六七点钟的时候，试着去排便，哪怕没有便意，也要努力，多去尝试。尝试的次数多了，身体自然会形成一种条件反射，生物钟也会跟着调整，时间长了，你的排便时间自然会改变并固定下来。

另外，特别需要注意，排便的时候要专心致志，别用报纸、手机等来分散注意力；排便最佳的体位是蹲位，保持蹲姿更有利于排便。如果按照上面所说的去做，则便秘肯定不会再来光顾你。

业余爱好也是降脂良方

调查显示，近些年，高脂血症的发病率有提升的趋势，发病群体也越发年轻化。这固然与人们的体质和生活环境有关，但更多的则是因为生活压力过大，人心焦虑，作息紊乱。现代人，工作忙，生活节奏快，一天到晚，除了忙还是忙，但在繁忙之余，为了身体健康，我们也应该适当地培养一些爱好，丰富一下自己的业余生活，这样做，不仅有利于缓解生活压力，调整心态，从某种程度上来说，还能达到降脂的功效。

● 养花养鱼

"我也想丰富自己的生活，但培养一个爱好太花费时间了，得不偿失，而且条件也不具备。"当谈及业余爱好时，许多人总会找出各种各样的理由来搪塞。没错，进行一项业余活动，如打高尔夫、网球等，是很花时间的，而且，对经济条件也有所要求，但这个世界上，爱好有许多种，有些爱好本身就是"完美"的，比如养花、养鱼。

花的芬芳、鱼的灵动，都会让人在不经意间放下心中的积郁，开朗起来，鱼缸中放几尾鱼，阳台上摆几盆花，对任何人来说都不会是负担。虽然花与鱼的出现，看上去给生活带来的改变很少，但事实上，这小小的改变，带来的却是莫大的幸福。

调查显示，不同的颜色对人的心绪有不同的影响，热烈的红色总是让人愉悦，淡雅的蓝色让人心情舒畅，生机勃勃的绿色很容易就能让人感受到爱与希望，平和的鹅黄色则总是能给人带来一种内心的宁静。徜徉在色彩的世界中，嗅着淡淡的花香，看着游鱼快乐地游动，内心会陷入一种深层次的愉悦中。事业、家庭、婚姻、工作、学业等种种原因导致的焦虑、紧张、愁苦、疲劳，自然而然地就会得到消解和舒缓。

再者，花与鱼强烈的生命力也会在潜移默化中调节人的心绪，让人变得更加积极、乐观、自信。通过种花、养鱼等自然疗法，病人心中的积郁能够很好地被释放，身体的机能也会跟着增强，体质和免疫力也会在不知不觉中被提升。

具体到高脂血症患者，养花、养鱼对降脂也是有益的。通过养鱼、养花，患者的心情得到调节，心绪平和愉悦，血液循环得到促进，新陈代谢速率也会跟着适当加快。新陈代谢加快，身体的排毒效率增强，健康自然不在话下。而且，花、草、鱼、水都有净化环境的作用，长期养花、养鱼，能够改善室内室外环境，增强空气中负氧离子的含量。人体吸入的负氧离子增加，也有益于新陈代谢的加速。所以，养花、养鱼对身体有益无害，对血脂也有改善作用。

总而言之，养花、养鱼虽然只是生活中一个小小的爱好，但益处多多，不仅能够缓解压力、促进循环、加速代谢，还能够辅助睡眠、间接增强体质，降压降脂，一举多得。

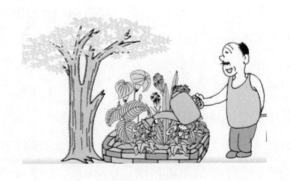

● 写字绘画陶冶情操

人生在世，不如意事常十之八九，没有谁能够一生都平安顺遂，没有忧愁，不遭烦恼。遇到让人忧心烦恼的事情该怎么办呢？很多人在遭遇苦难的时候都会选择躲在黑暗中独自舔舐伤口，这种做法是错误的。一味地压抑自己的情绪，让不良情绪长期在心中积压，对身体有害。相反，若是能找到一种或多种合适的方法来发泄情绪、陶冶情操，将负面情绪转移出去，则对健康会有极大的好处。

说到这里，很多读者就会问：什么样的爱好适合转移情绪、陶冶情操？我给大家提供两种爱好——书法和绘画。

我曾接诊过这样一个病人，他是一位退休的老干部。在退休之前，他意气风发，忙忙碌碌；退休之后，无所事事。巨大的落差让他很不适应，情绪也变得不稳定，喜怒无常，还特别暴躁，甚至染上了酗酒的恶习，此后，高血压病、高脂血症、冠心病也相继与他"邂逅"。了解到他心中的症结之后，我建议他去学学书法。半年之后，他的性情变得平静，不酗酒了，精神饱满，乐观积极，还组织了一个义务小分队，和其他退休老干部一起深入社区、服务人民。他的高脂血症也跟着不药而愈，血脂恢复到了正常水平。

我举这个例子，并不是说书法、绘画真的能够降血脂，而是说良好的生活方式、积极的心理状态，在临床治疗中是十分有益的因素。人在书画的时候，一般都会全身心地投入，因为专注，所以忘记了烦忧，整个人的灵魂得到了升华，心也变得宁静。心灵宁静之后，人体的潜意识自然会发出一种有益的反射信号，让身体变得健康起来。

临床研究表明，心浮气躁、冲动易怒是诱发高脂血症的最主要情绪因素之一，因此，在治疗高脂血症的过程中，我们常强调要怡养性情。性情平和，则气血调和，阴阳平和。"心无忧患百病无"这句话，还是很有道理的。

● 碧波垂钓享受生活

"白芷汀寒立鹭鸶，草风轻剪浪花时。烟幕幕，日迟迟，香引芙蓉惹钓丝。"千年前，古人便已懂得江中垂钓颐养性情。"一篙一橹一孤舟，一个渔翁一钓钩。一拍一呼又一笑，一人独占一江秋。"道不尽垂钓的乐趣、天然的情怀。

对高脂血症患者而言，能够选择的休闲娱乐方式并不多。剧烈刺激的活动就是催命符，太过"高大上"的娱乐又不是人人都有能力消费的。所以，既能陶冶情操，又能收获健康的垂钓，自然就备受人们青睐了。

真正懂得钓鱼真谛的人都知道，垂钓并不是枯坐，而是一种修行，是手、眼、心、脑协同合作的一个有益的过程。钓鱼的时候，人的精神专注于水面，视线紧随着鱼漂，心里思索的是垂钓之乐，手上更是一点也不含糊，在鱼上钩的瞬间，就能迅速地拎竿而起。

一般来说，初学垂钓的人是达不到这种身随意动、意与神和的境界的。不过，在不断地垂钓的过程中，人身体的协调和反应能力还是会不断地增强，由心到脑，由手到脚，身的愉悦和心的愉悦同时到来，那种感觉，实在无法用言语来形容。

有人说垂钓时紧张和兴奋的情绪有可能造成血压、血脂升高，这是不可能的！我们都知道，垂钓讲究的是耐心，没有耐心的人是钓不了鱼的，在等待鱼儿咬钩的这个过程中，不管多么急躁的人，心绪也会渐渐变得平和宁静，心跳随之也平和缓慢下来，血压、脉搏更是再平稳不过。而且，无论是江边、河边还是水库，能够供人垂钓的地点，景色一般都不错，空气也新鲜，水边的负氧离子含量还比较丰富，在这种情况下，高血压、高血脂等疾病发作的可能性非常低，倒是血压、血脂在宁静的环境与心境中降低的可能性要大得多。

当然，凡事有利有弊，垂钓虽然是一件惬意且有益的事情，但这并不是说垂钓的时候就百无禁忌。事实上，因为垂钓的时间一般都较长，垂钓的天气也多为阳光明媚的晴天，所以，在垂钓的时候要注意防晒，一把太阳伞、一顶草帽，都是不错的选择。再者，垂钓的运动量虽然不大，可毕竟是在消耗能量，有消耗就需要补充。在运动过程中，人体水分的消耗是最剧烈的，排汗、散热等都离不开水分，所以，钓鱼的时候身边要常备一瓶水，不时喝上几口。这样不仅能保证身体的水分需求，还能够间接地促进脂肪的外排，从而有利于降血脂。

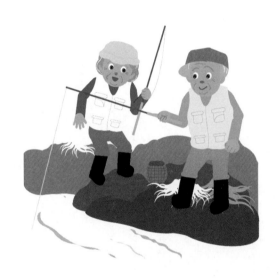

● 静下心来欣赏音乐

音乐是一种很神奇的东西，它无处不在，看上去是那么平平无奇，但有的时候，它的力量却能够直入灵魂。

调查显示，一些特定的、舒缓的、轻快的音乐能够与人体产生一种神奇的频率共振，让人因恐惧、压力、焦虑等种种原因超负荷的身体放松下来，使血压降低、心率恢复正常、呼吸重新变得平稳、代谢再次充满活力……

总而言之，音乐的好处多多，在改善高脂血症方面，它同样有着很好的效果。

首先，听音乐能改善记忆力

许多有着怀旧意味的歌曲能用独特的旋律勾起人们深藏在心底的回忆，短时间内增强记忆力，过去的一幕幕在脑中浮现，那些美好、愉悦的感情自然也纷至沓来。心情好了，心态平和了，高脂血症的发病概率自然会降低很多。

其次，听音乐能改变情绪

很多人都有这样的体验：当心情烦躁的时候，听上一曲舒缓空灵的轻音乐，心情会渐渐变得平和与宁静。当痛苦悲伤的时候，听听振奋的音乐，在那激昂向上的旋律中，也总能收获一种积极的力量。

音乐不是神器，但却是一个引子，它能够引导人们去自行解开心结、走出阴霾、奔向美好。即便情绪再低落，听听欢快的音乐，整个人也会变得开朗起来。种种的苦痛或许不会瞬间淡去，但也能消减许多。

再次，听音乐能降低血脂

医学研究已经证实，人体内胆固醇的含量高低与人的情绪好坏有着十分密切的关系。一个心态平和、积极乐观、总是能保持良好情绪的人，体内坏胆固醇（即低密度脂蛋白胆固醇）的含量一般都较低，好胆固醇（高密度脂蛋白胆固醇）的含量则相对较高。一个性情暴躁、轻浮、孤独、消极悲观的人，体内好、坏胆固醇的含量则刚好相反。

前面我们说，音乐能够调和情绪、改善人的心理状态，引领人走向积极乐观的一面。而一个人经常保持良好的情绪，体内高密度脂蛋白胆固醇的含量下降，血脂自然也就跟着下降。所以说，听音乐能降低血脂，这并不是玩笑，而是有一定科学道理的。

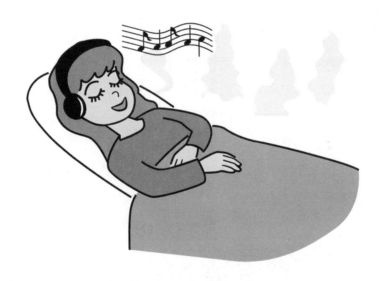

● 翩翩起舞也能治病

现在，舞蹈已成为日常保健领域的宠儿，跳广场舞的老人更成了生活中最靓丽的一道风景。

跳舞好吗？答案很肯定，好！跳舞不仅能够健身，而且能够调理气血、增强体质、治疗疾病。罹患高血脂症的患者，平时没事的时候，更应该多去跳跳舞，娱乐、降脂两不误。

跳舞能降血脂？这听起来似乎有些滑稽，但事实的确如此。前文我们提到过，降脂最好的方式是进行有氧运动，而有氧运动的方式有很多，慢跑是，太极拳是，舞蹈也是。晨光熹微时、晚霞漫天时，走出家门，到公园里去跳跳舞，不仅心情能够得到有效的舒缓和放松，身体也能得到相应的放松。通过舞蹈，血液循环更加顺畅，消化系统的功能得到增强，心血管更有弹性，代谢效率也随之明显提高，血脂、血糖在不经意间也就降了下去。

再者，除了降血脂，经常跳舞对中老年人，尤其是腿脚不太便利的老年人更是大有益处。在舞蹈的过程中，人的肌肉、韧带、筋膜等都会被拉伸，腰、腿、手、足也会得到相应的锻炼，手足的关节更会因为经常活动而变得灵活，对身体健康很有利。

另外，舞曲的旋律一般都比较欢快，在户外跳舞，尤其是跳广场舞，通常都是一群人，而不是单独的一个人。这样，通过跳舞，人们不仅能够锻炼身体，还能够多多接触外界，和更多的人互动交流，大家在一起，谈天说地，欢欢笑笑，即便是再阴郁的人，心情也会在潜移默化中变得开朗乐观起来。心情好了，身体得到了锻炼，高脂血症自然也就渐渐离我们远去了。

舞蹈好处虽多，但也不是没有坏处，过度沉迷于舞蹈，跳舞时太兴奋，跳得太急，都很有可能诱发一些常见的心脑血管疾病。所以，罹患高脂血症的老年人在跳舞的时候一定要注意以下两点。一，要跳慢舞。跳舞的时候尽量选择旋律舒缓、节奏轻慢的舞曲，不要做过于激烈和复杂的舞蹈动作。二，舞蹈时间要适度。小舞怡情，大舞伤身，即便是慢舞，跳的时间长了，运动量也很大，容易造成疲劳、缺水、血压血脂升高，所以，跳舞时间最多不要超过1小时。

● 时常进行棋类运动

很多高脂血症患者，尤其是老年患者，之所以会罹患疾病，和其孤独、空虚、寂寞、萧瑟的晚年生活是分不开的。一个喜欢锻炼、爱好丰富、快快乐乐的老人和一个不喜运动、性格孤僻、长期心情压抑的老人相比，患上高脂血症的概率要低 60%。

老年人的娱乐方式有许多，书法、绘画、打太极拳都不错，但最有益、最有乐趣的还要数下棋。

棋，自诞生之日起，就注定是一种神奇的运动。它看上去很单调，只是静坐之时的你来我往。但在这种你来我往的背后，却有无限玄机。这种情况下，人的大脑会得到最好的锻炼，记忆力和逻辑思维能力都有所增强，一定程度上，也能加快血液循环。

再者，一个人是无法对弈的，对弈，最少也需要两个人，加上观棋的人，这个数量还要更多。在对弈的过程中，通过棋子，通过棋盘上无形的调兵遣将、成败荣辱、嬉笑怒骂，人与人之间的距离也会在无形中被拉近。交际的圈子大了，能够谈笑的人多了，大家一起下下棋、聊聊天，在一次次的"战争"中培养出"生死友谊"，心情自然会跟着好起来。心情好了，气血调和了，体质会随之增强，包括高脂血症在内的各种疾病自然也会望而却步。

所以，当你心情抑郁、无所事事或被病痛所困扰的时候，不妨走出家门，去与邻居、朋友对弈一场。不要吝惜脑力，人这一生，能够开发利用的脑细胞最多只有总量的 1/3，不要怕浪费。"善弈者长寿"，是有道理的。

第六章

高脂血症并发症调养方案

生活习惯对血脂的影响很大，如果能从生活点滴进行改善，那么血脂不但不会上升，升高的血脂也一样可以乖乖地降回去。所以，好身体需要好习惯，而降血脂更需要坚持这些好习惯。

高脂血症并发冠心病

调查显示，近十年来，世界上因为冠心病而死亡的人数几乎占到了心脑血管疾病死亡人数的一半以上，而冠心病又是高脂血症最常见的并发症之一。

换句话说，单纯的高脂血症并不可怕，但它诱发的诸多并发症却很可怕，每一种并发症的背后都很可能隐藏着死亡的阴影。因此，在日常生活中，我们一定不能疏忽大意，要注意对高脂血症进行防治。

● 高脂血症并发冠心病的发展过程

众所周知，冠心病是一种比较严重的疾病，必须引起足够的重视。冠心病，即冠状动脉粥样硬化性心脏病，其实并不是一种疾病，而是作用在心脏上的多种病情的总称。一般来说，我们日常所说的心绞痛、心肌梗死等，在临床上都被称为冠心病。冠心病的发病原因有很多，但最主要的还是动脉硬化引起的心脏供血不足。因此，治疗冠心病，当务之急，便是软化血管，让血管恢复弹性。

说到这里，读者或许会疑惑：高脂血症和冠心病之间有什么关系？高脂血症真的能诱发冠心病吗？

答案是：能！

众所周知，高脂血症患者体内的胆固醇、三酰甘油偏高，而当人体内胆固醇过高的时候，动脉内层的细胞会受到一定的损害。组成血管壁的内层细胞受到损害，也就代表着血管壁受到了损害，血管壁会随之变薄。血管壁变薄了，耐受力自然减弱，胆固醇在血管壁上沉积，给血管造成的压力就相应增大，因为不堪重压，血管上的凸起会越来越多，这些凸起不仅会阻碍血液循环，还会抢占血管内的空间，让血管腔变得狭窄。随着胆固醇的不断沉积，这种挤压会越来越厉害，血管内腔也会越来越狭窄，渐渐地，一些粥样的斑块就会在血管壁上形成，并衍化成血栓，使得血管内腔过狭，甚至堵塞。这样，血液因为"无路可走"，无法按时到达心脏，心脏供血不足，自然会诱发冠心病。

试验证明：一个体内胆固醇含量正常的人比一个体内胆固醇含量明显偏高的人罹患冠心病的概率要低70%。当然，这并不是说，高胆固醇一定会诱发冠心病，而是说，体内胆固醇含量，尤其是低密度胆固醇含量，偏高的时候，冠心病的发病概率要更高。所以，预防冠心病，控制血脂，刻不容缓。

● 需要注意的表现症状

一般来说，单纯的高脂血症在发病的时候并不会伴随明显的发病症状，但如果有并发型冠心病发生，患者身上则会出现明显的病理特征。如胸部不同的部位出现不同程度的疼痛等，根据这些症状，我们很容易就能判断自己的病情，从而做好相应的预防和治疗准备。

那么，高脂血症合并冠心病究竟有什么症状呢？主要有以下四点。

1. 胸闷，或者心脏前区，即心脏的投影区以及胸骨的下段后方出现明显的疼痛。这种疼痛并不特别尖锐，痛点也不大，只有巴掌大小，但疼痛位置比较固定，有的时候还会引发左臂内侧放射性锐痛。

2. 间歇性胸闷。闷痛时间不长，多为三五分钟，最长也不会超过半小时。吃药、按摩能够缓解疼痛。不过，必须特别说明的是，如果胸闷持续时间特别长，甚至一整天都不舒服，那么冠心病的病情就已经相当严重了，必须去医院接受相应的治疗才行。

3. 胸闷气短，手脚冰冷，浑身出冷汗，偶尔还会有一种窒息感，非常难受。窒息持续的时间不会很长，冷汗出得也不多，但这很可能是动脉栓塞和心肌缺血的前兆。

4. 胸闷，不时会产生持续性的钝痛，心慌，有心脏紧缩感或者压榨感，严重的时候，还会产生灼烧般的强烈痛感，令人难以忍受。

除了以上四种症状外，冠心病的症状还有不少，高脂血症患者平时要尤为注意，尤其是当胸部出现不适的时候，一定要及时就医。日常起居饮食，也要多多注意，少吃荤腥，多吃蔬菜水果，常吃一些护心养心、软化血管的食物，防患于未然。

● 应该遵循的营养原则

高脂血症，就是体内的胆固醇、三酰甘油等含量超标了。这种情况下，控制脂肪的最佳方式便是遵循科学的饮食规律和营养原则。

减少热量的摄入

众所周知，高热量食物一直都是"三高"病人的天敌，热量过高，脂肪过多，不仅仅会使血脂、血压、血糖受到影响，也会伤害心脏。高热量的食物多半含高脂肪，脂肪摄入过多，人体内饱和脂肪酸含量就会超标，胆固醇含量会上升，血脂也会增高。因此，在日常饮食中，我们要多吃一些富含不饱和脂肪酸或者膳食纤维的食物，如绿色蔬菜、荞麦面、玉米面等。

适量摄入糖分

糖类是人体必需的主要物质之一，没有糖，人的正常生命活动就无法维持，但摄入的糖类过多对人体来说也是一种负担。调查显示，许多高脂血症患者平日里都喜欢吃糖，糖类摄入过量，无法正常代谢，在体内堆积产生脂肪，导致血脂异常，容易诱发高脂血症、冠心病等。因此，糖，我们要吃，但必须适量，每天摄入糖分的总量最好不要超过所有营养物质的10%。

多吃富含维生素的食物

作为人体必需的六大营养元素之一，维生素一直备受推崇，对高脂血症患者而言，多吃富含维生素的食物更是好处多多。维生素C是一种促进剂，能够加速胆固醇向胆汁酸转化的过程，而胆汁酸能降低油水间的表面张力，促进脂肪的消化吸收。维生素E是一种抗氧化剂，能减缓不饱和脂肪酸在体内的氧化进程，使心肌缺氧的情况得到有效改善。心肌强健，血栓形成的概率自然会下降。

● 不能忽视的生活细节

许多高脂血症患者之所以会患上高脂血症，最主要的原因之一就是不注意生活中的细节，如作息不规律、酗酒、长期吸烟、暴饮暴食等。日积月累，身体慢慢就会出现各种不适症状，因此，日常生活中，我们一定要多注意，不要忽视下面这些细节，以免遗憾终生。

➡ 晨起之后和入睡之前适量地饮用一些温开水。早晨起床的时候，不要着急，要缓缓起身，起之前先静静地躺 3 分钟。如果有必要，则还可以适量地服用一些受体阻滞药剂，以防止冠心病的突然发生。

➡ 出去晨练之前一定要注意天气，天气不好的话，最好不要出去。尤其是冬天，室内外温差大、大风天、异常寒冷时最好不要出门，否则，过冷过热都会对身体造成刺激，使血管收缩，引发高血压，从而继发高血脂、高血糖。

➡ 久坐或者久蹲后，最好不要骤然起身，否则很容易诱发高血压。同样的，在下蹲或者坐下的时候，动作也不要太急太剧烈，太剧烈了很可能诱发低血压。

➡ 性生活应该有所节制，不要纵欲，更不要长时间的持续性行为，否则，心脏和肾脏都有可能不堪重负。

➡ 日常生活中，要学会制怒。愤怒对血管有刺激性，而且人在过度愤怒的时候，心脏的压力会骤增，还可能诱发一些急性脑血管疾病，如脑出血、脑梗死等。

➡ 身边常备一些急救药物，以备不时之需。当然，药不能乱吃，在准备药物的时候一定要提前咨询一下医生。

高脂血症并发高血压

　　高血压、高血脂、高血糖一向都是焦不离孟、孟不离焦的孪生三兄弟，罹患高脂血症的患者或多或少都会出现血压和血糖异常的情况，要是不特别注意，很可能发展成并发症。

　　高脂血症患者体内的胆固醇、三酰甘油含量明显超标，胆固醇等沉积在血管中，影响血液的正常循环，循环受阻，血管壁的压力增大，血管收缩，血压自然也就上去了。因此，要防治高血压，控制血脂很关键。

● 高脂血症并发高血压的发展过程

　　高血压是世界上最常见、发病率最高、发病人群最广泛的心脑血管疾病之一，发病的群体以前多为老年人，现在，随着生活水平的提高，高血压发病群体也逐渐呈现年轻化的趋势，中年人有，二三十岁的青年有，甚至十几岁的孩子也有。

　　临床表明，诱发高血压的原因有很多，高脂血症便是其中之一。通常情况下，高血压与高血脂都是"伴生"的，绝大多数高血压患者，脂质代谢都不正常，绝大多数的高脂血症患者，血压也明显有升高的迹象。

　　众所周知，在临床上，高脂血症患者最明显的病理特征就是血液黏稠度增加、血液循环缓慢、胆固醇沉积，而血液循环不畅、胆固醇沉积又会导致血管壁压力增大，最终导致血压升高。再者，血脂过高还会在一定程度上硬化血管，血管硬化后，心肌功能紊乱，大量紧张素转换酶会因此被激活，而这种转换酶又有让血管痉挛的功效，血管痉挛后，肾上腺会加速分泌升压素，人体血压不升高就是怪事了。

　　高脂血症让血压升高，高血压影响高脂血症，高血压、高脂血症又会引发冠心病等心脑血管疾病，而罹患了这些疾病，又会间接地导致血压和血脂的持续升高。

　　单纯的高脂血症没什么，但当它成为高血压的"助力剂"时，却有些恐怖，一旦两者的关系过于"亲密"，血压的控制将会变得更难。因此，治疗高血压也好，预防心血管疾病也罢，首要的任务还是控制血脂水平，只有血脂水平趋于正常，其他方面的治疗才能真正地立竿见影。

● 需要注意的表现症状

一般来说，单纯的高脂血症并没有什么特别的发病特征，但高脂血症并发高血压的时候，感受到威胁的身体就会自动发出一系列的"信号"来向我们"报警"，若是接到"报警"后，我们能及时处理，并发高血压症带来的危害就能被降到最低。当然，虽然都是并发高血压，但高血压也分很多种，即便是同一种高血压，不同体质、处于不同病理阶段的人表现的症状也会有所不同，这需要医生进行专业判断。

→ 高血压刚刚发生的时候，症状很轻微，没什么明显的病理特征，很容易被忽视，即便是体检的时候，检查出了血压偏高，也大多被误认为是心理紧张、身体疲惫等因素造成的，不会过多关注。因此，许多高血压病早期患者都错失了最佳治疗时机。所以，当发现自己血压偏高的时候，患者应该对自己的血压进行监测，以防误诊。

→ 高血压发展到一定阶段后，患者会出现明显的身体不适，这种不适，初期表现为头痛、头晕等症状，后期则会发展为视力模糊、恶心呕吐、暂时性偏瘫、失语等。当出现以上症状的时候，患者务必要及时就医，以免贻误病情。

→ 单纯的高血压不可怕，可怕的是其一系列的并发症，尤其是心脑血管方面的并发症，如冠心病、动脉粥样硬化、心力衰竭、脑梗死等。所以，一旦发现自己罹患高血压，一定要早控制、早治疗。

→ 不同类型的高血压治疗的方法不同，同一种高血压，同一种治疗方法，作用到不同的患者身上，效果也会不同。所以，高血压的防治，一定要因人而异。药不对症，治疗效果不佳，会造成严重的后果，如高血压并发糖尿病、高血压并发脑卒中、高血压并发肾病等，都是很严重的并发症。

● 应该遵循的营养原则

人常说："人是铁，饭是钢，一顿不吃饿得慌。"饮食是人们日常生活中必不可少的活动，不吃饭肯定是不行的，但对高脂血症并发高血压的患者来说，随便吃也是不行的，吃得不对，后果很严重。

那么，高脂血症并发高血压病患者要怎么吃才能既保证身体的营养、增强体质、提高免疫力，又能吃饱吃好，没有后顾之忧呢？

方法很简单，只要做到以下三点便好。

1. 低盐

临床实验表明，有盐敏感体质的人群更容易患上高血压。

什么是盐敏感呢？顾名思义，实际上就是对盐的摄入量和负荷身体反应特别明显。一般来说，有盐敏感体质的人，一旦摄入盐量过高，血压就会马上升高。这种状况多来自遗传，临床上，我们称之为"盐敏感性高血压"。

说到这里，很多患者或许会庆幸：我不是盐敏感体质，所以不用限盐了。这种想法是错误的。事实上，不管个体的体质如何，一旦摄入盐类过量，体内的钠钾平衡失控，都很有可能诱发高血压。所以，高血压患者一定要限盐，每人每天的盐实际摄入量不得超过 6 克。

2. 低脂

假如说人体是一个复杂而运行严格的系统，那么，积存在人体中的脂肪就是系统储存的能量，这种储能，少了不行，多了也不行。少了，急需的时候不够用；多了，则会给身体带来负荷，使身体出现毛病。这些毛病有很多，比如高血压、高血脂。所以，要防治"三高"类疾病，就饮食而言，最主要的是低脂。少吃肉，多吃一些能够降低胆固醇含量的、富含不饱和脂肪酸的食物，如豆制品、花菜、大蒜、深海鱼类、蘑菇、紫菜、海带等。另外，富含钾、钙等微量元素的食物也可以适量多吃，这样有利于软化和扩张血管。

3. 低糖

糖是维持人类生命的六大营养物质之一，它参与人体的各种循环和代谢活动，为人体提供能量，可以这么说，没有糖，人类无法生存，但若糖摄入过量，对人体来说，也是一种负担。尤其是高脂血症患者，糖吃多了，血脂也会出现明显升高。因此，日常生活中，我们要吃糖，但要少吃，不要直接吃食用糖，而是吃富含糖分的食物，如玉米、葡萄、苹果、蔬菜等。这样，不仅生命所需的糖分能够得到满足，健康也能得到保障。

● 不能忽视的生活细节

当高脂血症并发高血压之后，日常生活中要注意哪些细节呢？

→ 减少运动量。前文我们说过，长期坚持有氧运动对降低血脂非常有益，但当高脂血症并发高血压之后，一些有利于降脂的高强度有氧运动，患者就不能再做了，如马拉松、长跑等。因为，持续长期高强度的运动会加速人的血液循环，使心脏和血管的负荷加大，而且，运动量大就意味着排汗多，而汗液中富含钠离子，出汗太多，会导致人体钠钾失衡，也会间接诱发高血压。

→ 运动之后不要马上坐下休息，要先缓缓地慢走两圈，或者静静地站一会儿，让因为运动而变快的血液循环和心跳慢慢地恢复平稳。

→ 定期监测血压。现在，许多患者，尤其是老年患者，都认为"我自己的身体我自己知道"，有病不去看，病情不严重更是不放在心上，这种做法很不好。高血压病，有的时候并没有多么明显的症状，但没有症状，却不代表血压没升高，所以，为了自己的健康，患者应该定期对自己的血压进行监测，隔个三五天就测量一回。

→ 运动过后不宜立即进行夫妻生活，否则会加重心脏的负担和血管的压力，严重时还可能诱发不可测的严重后果。另外，日常生活中，患者还要修身养性，保持心态平和，因为情绪波动过大对高血压患者来说危害很大。

→ 如果病情轻微，不建议服用降压类药物，患者可以采用自然疗法、饮食疗法和运动疗法。如果需要服药来降压，患者在服药的时候就要严格遵从医嘱，不要自作主张对药量进行增减。服药后如果出现不适，则不要不在意，要立即咨询医生，以免发生意外。

高脂血症并发动脉粥样硬化

动脉粥样硬化是高脂血症并发症之一，虽然并发症本身的危害只有中等，但却会诱发或者继发各种致命性疾病，如冠心病、心力衰竭、脑梗死、脑卒中等。

近些年，高脂血症并发动脉粥样硬化的患者越来越多，除了人们生活饮食等方面不节制之外，更多的还是因为在发病初期，患者对高脂血症的治疗不够重视，贻误了病情。殊不知，只要控制好了血脂，许多并发症发生的概率就会降低很多。

● 高脂血症并发动脉粥样硬化的发展过程

高脂血症并发动脉粥样硬化，在某种程度上与并发冠心病的病理是相同的。两者都是动脉受损的"后遗症"，从危害性的角度来说，两者也不相上下，但相对来说，动脉粥样硬化的危害要轻一些，但防治却更重要。因为，许多高脂血症患者之所以会患上冠心病就是因为动脉粥样硬化严重造成的。换句话说，如果没有动脉粥样硬化，冠心病的发病率就会直线下降。两者之间，本就是一种递进关系，因为动脉病变，所以冠心病才会发生。

那么，高血脂和动脉粥样硬化之间究竟有什么关系呢？简单地说，这也是一个渐变的过程：当人体摄入的脂肪及饱和脂肪酸过量之后，血液中的脂肪含量增加，诱发高脂血症。高脂血症发病初期，人体内的低密度脂蛋白含量下降，高密度脂蛋白含量增加，血管内膜因为失去低密度脂蛋白的蕴养而渐渐失去弹性，形成脂纹；脂纹在血管内堆积，使得血管自我清洁的能力下降，血管内"垃圾"增多，血管平滑肌细胞大量减少，血管内壁开始变得粗糙，从而导致增生性纤维休，即血管斑块的数量激增。这些斑块沉积在血管中，而且极易破裂，一旦破裂，就会形成血栓。当血栓发生急性大量的破裂时，血管壁就会流出黄色糜粥样的坏死物质，这就是动脉粥样硬化。

动脉粥样硬化是一个复杂的过程，一般发病的时间都很长。病理初期，没什么明显的症状，许多高脂血症患者都不重视，等到患者感觉到明显不适的时候，动脉粥样硬化一般就比较严重了。因此，日常生活中，我们一定要多关注自身健康，不要忽视小病小痛，出现身体不适，及时就医。平时也要多注意疗养自己的身体，控制血压，控制血脂，提高身体的免疫力，将所有的"健康杀手"都扼杀在摇篮里。

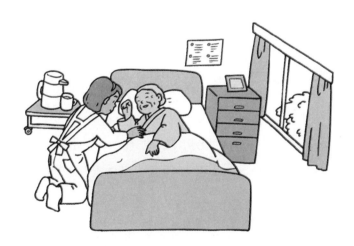

● 需要注意的表现症状

在早期的防治过程中，我们一定要对各种不同的动脉硬化病理特征进行甄别和判断，以免贻误病情。

心脏动脉硬化

当心脏部位的动脉出现硬化时，患者常常会感觉到胸闷、胸痛，疼痛的位置为胸骨后方，疼痛方式不会太尖锐，很短暂，但有很明显的压榨感和紧缩感。有的时候，还会感觉气短或气闷。

脑动脉硬化

脑部动脉粥样硬化的多发群体是中老年，其中以男性的发病率为最高。当脑部出现动脉粥样硬化时，人的大脑供血会相对不足，外在的表现就是头晕、头痛、失眠、乏力、精神不足、眩晕等。

主动脉硬化

一般来说，主动脉粥样硬化初期，并不会有突出的外显病理特征，但如果到医院去做检查，医生会发现患者身体有病变。这个时候，患者的身体就会出现明显不适，如气急、咯血、气管移位、胸痛等。

四肢动脉硬化

四肢动脉硬化多发生在下肢，主要症状为下肢冰凉、麻木，甚至间歇性跛行；起坐休息时，麻木感消失，但再次行走时，下肢麻木的感觉依旧会出现。

颈动脉硬化

颈动脉包括颈内、颈外动脉两部分，当其发生硬化时，不同的人有不同的反应，体质较强的人多半感觉不到不适，体质稍弱的人则会出现一过性（短时间内一次或数次出现）失明、持续性的单眼失明或一过性脑缺血的症状。

● 应该遵循的营养原则

"药王"孙思邈在其著作《千金方》中曾经这样说："凡欲治疗，先以食疗，既食疗不愈，后乃用药尔。"通俗点儿说，就是孙思邈认为，药补不如食补，对患者来说，靠着身体的自我调节能力，用饮食进行身体调理，才是医病治痛的根本。所以，日常生活中，高脂血症患者，尤其是已经并发动脉粥样硬化的患者，一定要多注意饮食细节，合理膳食，这对治疗非常有益。

那么，并发动脉粥样硬化的患者在平时到底应该怎么吃，注意什么呢？下面，我们就来说道说道。

首先，保持标准体重是关键

许多高脂血病患者之所以罹患高脂血症，主要原因就是营养过剩。换句话说，就是摄入的热量和脂肪太多，完全超出了身体能够正常消化吸收的范畴。所以，在预防高脂血症及其并发症的时候，保持标准体重很关键。体重标准，证明营养摄入没超标，脂肪能被正常代谢，血脂自然不会升高。

那标准体重怎么计算呢？很简单，用身高（单位：厘米）直接减105 便好；譬如，王先生的身高为 160 厘米，那他的标准体重就应该是160 − 105 = 55，即 55 千克。计算出了标准体重，我们就能根据这个数值，计算出每人每天的热量摄入数值，按照数值搭配着吃，就不用担心吃得太多，血脂升高了。

其次，和反式脂肪酸说"不"

反式脂肪酸也是脂肪的一种，但和不饱和脂肪酸不同，它对人体非但无益，而且有害，尤其是并发动脉硬化的患者，更要坚决对其说"不"。

研究表明，大部分的甜食，如糕点、冰淇淋、油炸食物、奶油蛋糕等，都富含反式脂肪酸，虽然它们的味道很好，但对高脂血症并发动脉粥样硬化的患者来说，却无异于"甜蜜的毒药"。

所以，日常饮食中，我们要少吃甜食，多吃一些富含蛋白质和膳食纤维的食物，如各种粗粮、豆类、海带、紫菜等。

最后，清淡饮食最营养

血脂异常并发动脉粥样硬化的患者，最应该遵守的饮食原则就是清淡。平时多吃蔬菜、水果，少吃富含碳水化合物的食品，适量饮用绿茶，少吃干果和盐渍类零食。忌烟忌酒，不吃或者少吃肉食。

● 不能忽视的生活细节

生病了，身体出现了问题，为了调理身体，生活中自然会有许多禁忌。这些禁忌或许很小很烦琐，很多患者不以为然，认为就算是不注意，对身体也没有多大的伤害。殊不知，千里之堤，溃于蚁穴，因为不注意生活细节而造成的身体损伤虽然微小，但一次又一次的损害，长期的积累，造成的后果却不堪设想。

无论是高脂血症还是动脉粥样硬化，都是需要调养的疾病，不可能立即治愈，所以，患有此类疾病的患者，在平时，更应该注意生活细节，不要因小错而酿成大错。

那么，患者平时都要注意哪些细节呢？

首先，要谨慎选择锻炼的时间。运动是个好习惯，健身也是养生的重要手段，但对罹患了动脉粥样硬化的患者，尤其是老年患者来说，锻炼的时候要注意，不要在上午6~9点锻炼，否则，很可能会加速血管斑破裂，使病情加重，得不偿失。

其次，宣泄情绪要得法。人是感性的动物，平日里总是难免被喜怒哀乐愁各种情绪纠缠，当遭遇不良情绪，尤其是愤怒的时候，需要发泄，但发泄的方式要得法。尤其是动脉粥样硬化患者，更应该注意。

要发泄情绪，患者可以采用比较柔和的方式，比如听音乐、看书、练书法、画画、钓鱼等，而不宜采用打拳、骂人、狂热运动等比较激烈的方式。因为这些激烈的方式会造成患者交感神经兴奋，致使心跳加快、心肌耗氧增加，对血管、心脏形成直接重压，从而诱发各种疾病。

再次，锻炼的时候要看准天气，遭遇大风、大雪、扬沙、雾霾等恶劣天气状况的时候不要到户外去锻炼。自己在室内做些活动，下下棋、打打太极拳、慢走几圈就好。

 最后，患者还需特别注意，改改爱凑热闹的天性，平时最好远离拥挤的人群。当然，这不是说患者不需要交际，不能去热闹的场合，而是因为人太多，环境嘈杂，人的心情也会变得烦躁，情绪不稳，血压容易上升。

高脂血症并发糖尿病

日常生活中，提到高脂血症，我们很容易就会联想到高血压和糖尿病，高脂血症、高血压、糖尿病从某种程度上而言是联系紧密、相互影响的，罹患了其中一种，或多或少，另外两项指标都会有所异常。但在三者之中，高脂血症诱发高血压和糖尿病的概率要大一些。人体血脂过高，不仅血液循环受阻，血压升高，血糖代谢也会出现障碍，严重时还会并发糖尿病，危及患者生命。

● 高脂血症并发糖尿病的发展过程

和高血压一样，糖尿病也是一种"富贵病"，没发病之前还好，一旦发病，患者的"好日子"就算是彻底结束了。这个不能吃，那个不能碰，饮食上改变很大，身体还会出现明显的不适，严重时，甚至会发展成尿毒症，危及生命。

为了防止自己被糖尿病找上，日常生活中很多人都怕"糖"防"糖"，和糖有关的食物一点儿都不吃，但到头来，糖尿病还是来了。为什么？原因很简单，糖尿病发病和吃不吃糖其实没有太过直接的关系，很多看上去不相关的疾病反而会诱发糖尿病，比如高脂血症。

确切地说，人体内的三酰甘油与胰岛素是一对"冤家"，两者总是针锋相对、此消彼长。当三酰甘油升高的时候，胰岛素的分泌便会受损，含量降低。所以，临床实践认为，防治糖尿病及其并发症的最佳方式之一就是调控血脂。脂代谢正常了，人们罹患糖尿病的概率就会下降很多。

另外，任何疾病的发展都需要一个过程，高脂血症并发糖尿病也一样。在发病初期，二者的相互影响还比较轻微，随着病情的发展，患者体内血糖和糖化血红蛋白含量不断增高，血管内膜受到的刺激和损伤越来越大，而内膜的损伤，则为血脂涌入血管、沉着在内壁提供了条件，这种情况若是长期持续，则很有可能造成动脉粥样硬化，引发冠心病、脑梗死等心脑血管疾病。据统计，糖尿病患者并发冠心病的概率比正常人要高至少 3 倍。

总而言之，对糖尿病患者来说，日常生活中除了要防糖控糖、降压，还要降脂，多管齐下，对身体进行全面的调理，才是养生治疗的正途。

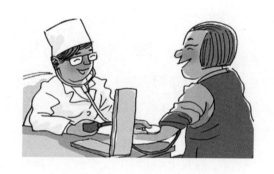

● 需要注意的表现症状

临床经验表明，高脂血症并发糖尿病患者，在发病初期，身体并不会出现明显的病理性症状，只有到医院做相关的化验，根据化验结果，医生才能够看出部分端倪。下面，针对并发糖尿病的相关情况，我们来仔细说一说。

初期的表现症状

对于初期高脂血症并发糖尿病的患者来说，身体不会出现明显的症状，偶尔会出现头晕、胸闷、健忘、心悸、乏力疲惫等状况，但这些病症持续的时间并不长，发病的机理也比较复杂，如果患者不是体重突然增长、体型明显偏胖，很多人就不会将这些症状和糖尿病联系到一起。等到人们真正意识到问题严重的时候，却往往失去了最佳的治疗时机。

并发症化验单

➡ 1 型糖尿病患者化验结果：三酰甘油升高，总胆固醇、低密度脂蛋白胆固醇含量上升，高密度脂蛋白胆固醇含量下降。

➡ 2 型糖尿病患者化验结果：三酰甘油增高，高密度脂蛋白胆固醇下降，低密度脂蛋白胆固醇的含量与正常人几乎没有差别，糖基化低密度脂蛋白和氧化低密度脂蛋白增加。

➡ 如果患者本身就有着家族脂代谢类疾病遗传病史，甲状腺与肾功能又有一定程度的缺损，基本上就能确诊为高血脂症继发性糖尿病了。

其实，说一千道一万，生活中谨慎一点儿，在发现血脂异常的时候，去做个相关的糖尿病检测，查查三酰甘油、低密度脂蛋白的含量总是有好处的。有病早发现，早治疗，才是防治"三高"的最佳途径。

● 应该遵循的营养原则

患了高脂血症，能吃的东西太少，不能吃的东西太多，吃得不对劲了还会诱发各种疾病，委实是令人糟心。那么，高脂血症并发糖尿病患者究竟要怎么吃呢？

主食要减少

众所周知，米饭、面食等食物中富含碳水化合物，吃多了，会导致血糖升高。但是不吃主食，身体也会受不了。所以，主食一定要吃，但却要限量。三餐规律，少吃一些，而且三餐主食尽量不要重复，要保持多样化。比如，早晨吃了面包，那中午就吃米饭，晚上则可以喝点儿清粥。吃的时候，别吃太饱，七分饱就行。

水果可以吃

日常生活中，许多糖尿病患者都存在一种这样的认识：他们觉得水果中的糖分比较多，自己的血糖本来就已经超标了，再吃水果，血糖会更高，病情会加重。这种认识其实是错误的。水果中富含维生素、矿物质和各种微量元素，对人的身体很有好处，多吃水果，对健康有益。糖尿病患者吃水果完全不用有心理障碍，只要吃的时候稍稍挑拣一下，挑低糖的水果，如柑橘、柚子、番石榴等来吃，就完全没有问题了。

蔬菜要讲究

除了水果，糖尿病患者还需要多吃蔬菜。蔬菜中含的营养元素比较全面，相比于肉食又比较清淡，一些药食同源的蔬菜，比如苦瓜、洋葱、南瓜、山药等，养生效果更佳，适量食用对血糖、血脂的降低，都有一定的作用。平常烹饪的时候，我们还可以适当地加一些中药材进去，如麦冬、黄精、枸杞等，可以缓解糖尿病症状。不过，糖尿病患者在做菜的时候也有要特别注意的地方，如不能放太多的油，尽量选用植物油等。

● 不能忽视的生活细节

糖尿病很难治愈，一旦得病，很可能会伴随患者终生，所以，平日里，为了防止病情恶化、影响生活，患者在一些生活细节方面还需要多多注意。

→ 不要吃太绵软的食物。众所周知，相比于硬一些的食物，绵软的食物更易被消化，也更容易转化成葡萄糖等养分被人体利用。这对正常人来说是好事，但对糖尿病患者来说却是坏事。食物的糖化效率太高，血糖就会跟着上升，这简直就是噩梦。

→ 补充水分有必要。除了血糖升高，糖尿病还有一个显著的病理特征，那就是尿频。正因为如此，许多糖尿病患者就认为，喝太多的水也会让血糖上升，所以，拼命忍着不喝水。这种看法和做法其实都是错误的。水是人体必需的重要营养物质，人若是缺了水，血液的黏稠度就会上升，血容量减少，血糖反而更高。因此，糖尿病患者不仅不能忌水，还要适量适时地补充水分，这样才对身体更有益。

→ 运动要谨慎。对高脂血症并发糖尿病的患者来说，如果病情轻微，则运动治疗是个很不错的办法。但运动的时候，却有一些细节需要特别注意。首先，运动时间要恰当，一般以饭后 1 小时左右为宜；其次，运动的时候不要空腹，否则极易引发低血糖；再次，运动装备要良好，鞋袜衣物尽量要舒适，以免运动时发生意外。

→ 个人卫生很重要。许多患者患病，个人卫生问题虽不是主因，但也不容忽视。而且，由于糖尿病的病理特征比较特殊，患者更应该注重个人卫生。

→ 测糖仪器不能少。每天定时测量一下自己的血糖值对控制血糖很重要。一般来说，测量血糖的最佳时间是饭前 15 分钟左右。

高脂血症并发脂肪肝

脂肪肝，顾名思义，就是肝脏内脂肪含量超标造成的肝部疾病。

从某种角度而言，脂肪肝和高血脂症就是一对"难兄难弟"，都是体内脂肪堆积、胆固醇含量升高之后的"受害者"。高脂血症并发脂肪肝是高脂血症并发症中比较常见的一种。

● 高脂血症并发脂肪肝的发展过程

在脂肪肝发病的初期，患者不会有什么明显的身体不适，单纯的脂肪肝对身体的危害也不是特别大，但到了后期，脂肪肝的并发症会越来越多，如果治疗不当或者延误了治疗，则很有可能发展成肝癌，危及患者生命。

那么脂肪肝和高脂血症之间到底是什么关系呢？

通常来讲，二者是互为因果的。高脂血症会引发脂肪肝，脂肪肝也能引发高脂血症，究竟是谁引发了谁，其实就是个先后顺序的问题。当然，这并不是说，脂肪肝就一定是高脂血症引起的，只不过当人体内脂肪含量过高的时候，其他脏器肯定会受到不同程度的影响，特别是有着血液代谢、脂肪分解作用的肝脏，被影响的程度最深。

脂肪肝的并发过程并不复杂，当人体脂肪过剩时，多余的脂肪会在血液中形成脂肪酸；血液中的脂肪酸又在肝脏中合成三酰甘油。但肝脏并不喜欢三酰甘油，想把它赶走，所以，就将载脂蛋白转换成低密度脂蛋白，把三酰甘油带出去。可肝脏转化蛋白的能力是有限的，一旦血液中的脂肪过多，肝脏转换"运输车"的速度跟不上，三酰甘油就会在肝脏内堆积，并越积越多，最后形成脂肪肝。

● 需要注意的表现症状

临床研究表明，高脂血症并发脂肪肝实际上是一种可逆性疾病，只要治疗得当，治愈的可能性极高，即便是治愈不了，也能让患者的生活不受任何影响。而且，病情发现越早，治愈的可能就越大，所以，日常生活中，我们一定要多多注意，对于身体的任何不适都不要疏忽大意，务必将疾病扼杀在摇篮中。那么，脂肪肝发病时有什么病理特征呢？

同高脂血症一样，脂肪肝不仅是一种慢性疾病，还是一种隐性疾病，病情的发展有一个长期积累的过程，因此，在发病的初期，并没有什么明显的病理特征或者身体表象。如果真的说有，那就是身体疲劳，特别容易累。

脂肪肝发展一定时间后，患者的体重会出现明显增加，体型也会逐渐变得臃肿肥胖，用手掌扣压肝区，能感受到明显的痛楚。这种痛楚并不强烈，只是钝痛，但它却是肝区肿大的早期症状，如果出现，患者就应该及时就医，确定病情。

经过早期的蛰伏，脂肪肝发展到中期，这个时候，患者会感觉到明显的身体不适，如厌食、食欲不振、恶心、腹胀、呕吐等，这个时候，患者一定要重视起来，尽早治疗，不要延误病情。

脂肪肝发展到后期，患者的腹部右上侧会出现明显的锐痛，疼痛时间相对较长，用手指轻轻按压，痛楚更甚。疼痛属于间歇性，不定时，偶尔还会伴有发烧发热等症状。高脂血症患者若是出现这种情况，则最好及时就医，尽力疗治，以免病情加重。

● 应该遵循的营养原则

饮食是一门学问，千百年来，人们一直在研究，却始终不能做到面面俱到，不过，多年的探索，还是让人们总结出了一些有益且有效的饮食原则，如三餐要规律、不能暴饮暴食等。前人的经验，我们需要借鉴，更需要遵从，尤其是高脂血症并发脂肪肝的患者，在日常饮食中更应该多多注意。

高蛋白很必要

患有高脂血症、脂肪肝的患者，平日里，要多吃一些高蛋白低脂肪的食物，如豆腐、鱼、鸡肉、脱脂牛奶等。

当然，人体内的蛋白质需要量虽然很大，但也不是无限的。一般来说，每人每天每千克体重的蛋白质摄入量保持在 1.5~2 克就可以了。

维生素要充分

高脂血症并发脂肪肝最主要的致病原因就是脂肪超标，因此，在日常饮食中，患者一定要控制脂肪的摄入量，少吃高热、高糖、高脂肪的食物，多吃水果和绿色蔬菜。

果蔬的选择范围相对要宽一些，但最好别吃含糖量高的，如水蜜桃等；要适量多吃一些维生素含量丰富的，如花菜、冬瓜、苦瓜等。

热量需控制

高脂血症并发脂肪肝患者最典型的病理特征之一就是超重、体型肥胖。这固然是脂肪超标的结果，但很多时候，也和人们摄入体内的热量过剩有关。所以，平时吃饭的时候，患者应该尽量避免高热、高糖、高脂肪的食物，少吃肉，少吃富含碳水化合物的食物，少吃富含单糖或双糖的食物。烹饪的时候，也尽量少用动物油，而选用橄榄油、茶树油等天然植物油。

不能忽视的生活细节

患了高脂血症并发脂肪肝，在日常生活中，我们要注意什么生活细节呢？

➡ 高脂肪的食物绝对不要吃，如黄油、动物脑髓、鱼籽、蛋黄等。哪怕馋得直流口水，但为了健康，该说"不"的时候还得坚决说"不"。

➡ 戒酒。如果你是一个单纯的高脂血症患者，那么适量地喝点儿酒也没什么大不了；但如果你是一位并发了脂肪肝的患者，那么从发病之日起，无论如何都不能喝酒。喝酒伤肝，而脂肪肝的治疗第一要义就是保肝，两者完全不能共存。所以，酒必须要戒。

➡ 辣椒、咖喱、胡椒等对肝脏刺激性较大的食物最好不要吃。

➡ 要减肥，控制体重。一日三餐定时定量，尽量规律，晚上不要吃夜宵，零食也不行。当然，节食减肥也要有个度，吃得太少了不行，减得太厉害了，对身体也不好，身体虚弱，肝脏的功能自然也跟着削弱。所以，对脂肪肝患者来说，体重要控制，但要适度，每月减 1.5 千克左右就可以了。

➡ 有人说"经常进行无氧运动锻炼对减肥很有利"，这话没错。比起有氧运动，无氧运动对人体热量和糖分的消耗量都更大一些，但因为这种消耗，人的食欲会变得相对旺盛，摄入的食物也更多。所以，如果要选择运动疗法，则还是以有氧运动为宜。

➡ 高脂血症并发脂肪肝患者在进行有氧运动的时候也需遵循适度的原则。如果运动强度相对较大，就适量少运动一会儿；如果运动强度小，则可以适量多锻炼一段时间；如果运动中间身体出现不适症状，则需立即停止，及时就医。

➡ 运动是好事，但不管你多么想减肥，空腹运动也是不应该出现的行为。因为，空腹锻炼不仅会造成低血糖，还会加重肝脏的负荷，严重时，甚至会诱发酮症酸中毒。

高脂血症并发肥胖症

调查显示，近30%的肥胖者，血脂都存在异常状况，在高血脂症的并发疾病中，肥胖症的发病概率更是居高不下，两者对身体的破坏力也相互叠加，并发肥胖症发展到后期，更会对人体内的各个组织器官造成压迫，引发器官病变，危害极大，所以，不得不防。

● 高脂血症并发肥胖症的发展过程

得了高脂血症，身体就一定会发胖吗？不尽然，凡事总有例外，高脂血症患者中也有瘦子，但总的来说，肥胖者还是高脂血症的高发人群，高脂血症患者中有超过七成的人都比较胖。

高脂血症本身就是人体内脂肪含量过高而导致脂质代谢失常的一种疾病。脂质代谢失常了，人体内的脂肪就不能被正常消化吸收，原来可以代谢掉的没代谢掉，这些脂肪自然就会在身体某个部位堆积，于是，即便患者以前不胖，患病之后也会渐渐变胖。

高脂血症并发肥胖症患者发病遵循的是这样一个过程：首先，患者体内脂肪过剩，使得三酰甘油、胆固醇等的含量普遍升高，造成机体脂质代谢异常。然后，大量不能被代谢利用的脂肪在血液中堆积。最后，伴随着患者不断地进食，天长日久，血液中的脂肪不断堆积，脂质代谢功能逐步减弱，人的体重慢慢就涨了起来，身材也跟着变了形。

医学研究表明，一个肥胖者体内的胆固醇含量比一个正常人要高一半左右，胆固醇含量越高，体内游离脂肪酸的活跃度就越小，脂肪就越容易积累，这样不断循环，人就越来越胖。因此，高脂血症并发肥胖症患者要想摆脱病魔、恢复正常生活，必须双管齐下，降脂减肥，一样都不能少。

● 需要注意的表现症状

一谈到肥胖症，我们最先想到的一个词就是"超重"。

怎样算是超重呢？世卫组织曾经发布过相关的数据，认为当男性的体重指数大于 25、女性大于 24 时，就算超重了。而这个体重指数，计算方式也很简单，只要用实际体重（千克）除以净身高（米）的平方就可以了。

除了计算体重指数，日常生活中，我们还要多注意以下几种情况，如果它在你身上发生了，你离肥胖症就不远了。

▶ 食欲旺盛，时常处于饥饿状态。不喜欢吃水果蔬菜，对汉堡、薯条、碳酸饮料等高糖高热的食物却情有独钟。

▶ 经常肚子胀，不爱喝水，时不时地就会出现便秘等情况，消化功能和代谢功能偶尔也会发生紊乱。胃不好，常伴有疼痛。

▶ 怕冷、怕热，稍一运动就会大量出汗，运动一小会儿就累得不行，有的时候，上个楼都气喘吁吁、大汗淋漓。

▶ 嗜睡。一躺到床上就感到困倦。睡觉的时候不能平躺，否则会感觉呼吸困难，睡着之后还会打呼噜。

▶ 不爱活动，能坐着就不站着，能躺着就不坐着。稍加活动就会感到头晕，头胀。反应力差，思维有时也会变得迟钝。

▶ 跟腱部位变得粗大，在膝盖以及胳膊的肘部关节处，呈现比较黄暗的颜色，有的人还会感觉肘部轻微的疼痛，这都是超重的预警。

▶ 女性，月经紊乱、量少，甚至是闭经。

▶ 男性，乳房肥大、阴茎短小、大腿内侧肥肉过多，走路时会相互摩擦。嘴唇的颜色比较深，脸色也很暗。呼吸道和心脏或多或少都有些疾病。

● 应该遵循的营养原则

对于一个肥胖症患者而言，节食可能是最省事、最有效的一招。不过，节食减肥的效果虽然不错，但对人的身体却是一种伤害，时间长了，很可能引发一系列身体疾病，得不偿失。所以，虽然减肥心切，高脂血症并发肥胖症患者还是不能盲目减肥，要科学、健康地减肥，要在保证健康的前提下，降脂减重。

热量摄入逐步减少

肥胖症患者一般对食物的需求量很大，吃得多，又不爱运动。日积月累形成的饮食习惯，一下子要完全改变肯定是不可能的。所以，在饮食方面，患者还需要循序渐进，每天少吃一点，长期坚持，让身体对饮食结构的变化有一个逐渐适应的过程，这才是最科学的节食方法。

膳食纤维效果好

膳食纤维是人体必需的六种营养元素之一，膳食纤维不仅能增强人体的代谢功能，还能增加人的饱腹感。所以，日常生活中多吃一些富含膳食纤维的食物，如糙米、玉米、小麦、豌豆、红豆、裙带菜、四季豆等，不仅能够增强人的体质，还能间接降低人的食欲，使患者在无意识中控制饮食，从而达到减肥的目的。

生活习惯要规范

肥胖者除了饮食过量之外，饮食习惯的不规范也是重要原因之一。一般来说，肥胖者都喜欢吃腌制食品、油炸食品、肉类，喜欢喝浓茶、浓咖啡，喜欢吃辣，口味也相对较重。而以上种种，全都对身体有害，很多习惯长期发展下去还会诱发多种疾病。因此，不良的生活习惯，我们一定要改正。

● 不能忽视的生活细节

高脂血症并发肥胖症患者的健康状况令人堪忧，高血压、高血脂、糖尿病、肥胖症，说不准什么时候就会来敲门。在这种情况下，减肥就成了最紧迫的需求。然而，减肥说得容易，做起来却不简单，减肥方法不当还会对身体造成伤害。

那么肥胖者在减肥的时候要注意什么呢？请往下看。

➡ 运动加节食是最健康的减肥方法，肥胖者要想瘦下去，运动是必需的。然而，运动锻炼却不能盲目，必须有所选择。运动量不要太大，运动强度也不要太强，否则，很可能会对骨骼、心脏、血压等造成损伤，甚至引发某种严重急性疾病，得不偿失。

➡ 除了运动，节食也很重要。不过节食却不是绝食，在节食的同时，我们必须要保证每日有充足的营养摄入。而且，一日三餐一定要准时吃，每餐定量，不要暴饮暴食。晚上也不要熬夜。熬夜很可能会诱发心脏病或者脑出血，尤其是高脂血症并发肥胖症的患者更不能熬夜。

➡ 节食的准则是少吃多餐，每天可以多吃几次，每次少吃。早餐不能不吃，也不能吃太多。晚餐则要相对少吃一些，否则，极易造成脂肪堆积。

➡ 要学会制怒，不要随意发脾气，日常生活中尽量保持心态平和。

➡ 绝大多数减肥药虽然效果立竿见影，但对人的身体，尤其是对肾脏的伤害却是很大的。所以，如果能不吃药，肥胖者就最好别吃药，一定要吃的话，也要仔细咨询医生，严格遵照医嘱服药。

➡ 定期进行体检，每隔几个月都去医院检查体重、血压、心电图、脂肪率等，这对肥胖者来说没什么坏处。

➡ 运动减肥的方法并不适合所有的患者，若是患者有心律失常、心功能不全、眼底病变、血糖不稳等病症，则最好不要采用运动减肥的方法。

　　减肥是一个技术活儿，也是一个耐心活儿，它需要技巧，也需要坚持，急不来。所以，高脂血症并发肥胖症患者必须要静下心来，慢慢地、从多个角度入手对身体进行调理，循序渐进，不能急躁。平日里，多运动，适当节食，保持良好的心理状态和严格的生活习惯，这样做，肥胖以及与其相关的各种疾病才会真正地离你而去。

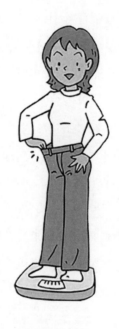